Lieber schnell und schmerzhaft?

Betrifft: Kindheit

Kinder und Jugendliche – kennen und verstehen.
Eine Informationsreihe, herausgegeben von
Heinz Stefan Herzka

Doris Caviezel-Hidber

LIEBER SCHNELL UND SCHMERZHAFT?

Ein Modell der Spitalvorbereitung für Kind und Eltern

Ein Beitrag zur Prophylaxe von Verhaltensauffälligkeiten bei Kindern im Vorschulalter als Folge von kurzdauernden Spitalaufenthalten

verlag pro juventute

Die vorliegende Arbeit wurde von der
Philosophischen Fakultät I der Universität Zürich auf Antrag
von Professor Dr. Heinz Stefan Herzka als
Lizentiatsarbeit angenommen und mit der grosszügigen
Unterstützung des Schweizerischen Roten Kreuzes
sowie des Erziehungs-, Kultur- und
Umweltschutzdepartementes Graubünden publiziert.

Umschlaggestaltung:
Theo Pflüger, Zürich

ISBN 3-7152-0362-5

Doris Caviezel-Hidber
Geboren 1959 in Basel. Ausbildung zur Krankenschwester (IKP) an der Pflegerinnenschule in Zürich. Berufstätigkeit im Kinderspital Zürich. Studium der Psychologie, Kinderpsychopathologie und Sonderpädagogik an der Universität Zürich. Lehrerin für psychosoziale Fächer an der Schwesternschule Inselhof in Zürich. Heute tätig als Früherzieherin im Heilpädagogischen Dienst Graubünden. Verheiratet und Mutter von zwei Kindern im Vorschulalter.
Adresse: Porta Ginellas 7, 7402 Bonaduz
Tel./Fax 081 37 33 74

Heinz Stefan Herzka
Kinderarzt sowie Kinder- und Jugendpsychiater, geboren 1935 in Wien. Leiter einer Tagesklinik und Dozent für seelische Störungen im Kindes- und Jugendalter an der Universität Zürich. Autor verschiedener Veröffentlichungen zur Entwicklung von Kindern und Jugendlichen und ihren Schwierigkeiten.

INHALT

EINLEITUNG

«... Johnny wurde hinüber zum Fenster geführt, und die Binde wurde von seinen Augen genommen: das Licht, das verdammte, verfluchte, blendende Licht! Er wurde auf einen Stuhl gesetzt; eingeklemmt zwischen die Beine des Doktors; sein Kopf wurde zurückgelehnt, so weit es nur ging; er konnte fühlen, wie der Arzt mit den Fingern auf seine Wangen gerade unterhalb der Augen drückte: das Licht, das Licht, das verdammte, verfluchte, blendende Licht!
‹Mach die Augen auf›, sagte Dr. Story, ‹und sieh aus dem Fenster; los mach die Augen auf, sei ein lieber kleiner Junge.›
‹Mach die Augen auf für den Dokter, Johnny›, sagte seine Mutter.
‹Mach die Augen auf›, sagte Dr. Story scharf, ‹mach sie sofort auf, Freund!›
Aber das verdammte, verfluchte, blendende Licht verursachte sogar durch die geschlossenen Lider schon Schmerzen, und er kniff sie fest zusammen. Seine Mutter schüttelte ihn nervös am Arm.
‹Mach die Augen auf, du Bengel›, sagte sie.
Aber er sass, steif, verkrampft und still und liess sie fest zu.
Dr. Story winkte zwei Studenten. Der eine hielt seinen Kopf von hinten, der andere hielt seinen Arm, aber er hielt die Augen immer noch fest geschlossen, steif, und wortlos. Seine Hartnäckigkeit zwang sie dazu, Gewalt anzuwenden. Sie hoben ihn vom Stuhl, während seine Mutter, ganz verärgert, ihm alle Sorten von Strafe androhte, wenn sie erst wieder zu Hause wären. Sie legten ihn auf dem Rücken auf den Boden wie einen Frosch, die Studenten hielten seine Beine fest, die Schwester seine Arme, während Dr. Story sich neben ihn kniete und sanft aber fest mit seinen Fingern die Augenlider nach unten zog, bis er – begleitet von einem erbitterten Aufschrei – gezwungen war, sie zu öffnen. Im selben Augenblick träufelte Dr. Story aus einem winzigen Glasbehälter etwas klare, wässrige Flüssigkeit in seine Augen, die sich wie ein kühlender Balsam über die brennende, eiternde Oberfläche seiner Augäpfel ausbreitete.»

Sean O'Casey (1880 – 1964)

Die Episode, die der irische Schriftsteller Sean O'Casey beschreibt, ereignete sich vor gut hundert Jahren. Während meiner Berufsausübung als Kinderkrankenschwester in den Jahren 1981 bis 1987 auf der medizinischen und chirurgischen Abteilung sowie auf der Notfallstation bin ich immer wieder mit Situationen konfrontiert worden, die dem vorangestellten Erlebnisbericht ähnlich waren. Unterschiedliche Gründe konnten zu derartigen Übergriffen führen. Entweder liess es der akute Krankheitszustand des Kindes nicht zu, auch nur eine Minute zu verlieren, oder aber es herrschte eine solche Stress-Situation auf der Abteilung, dass alles andere eine untergeordnete Rolle spielte. Eine weitere Ursache fand sich in der in Fachkreisen verbreiteten Meinung «lieber schnell und schmerzhaft».

Diese Spitalrealität beschäftigte mich zusehends, so dass ich mich vermehrt mit der Frage auseinandersetzte, wie beim Kind und auch bei seinen Eltern ein derartiges traumatisches Erlebnis verhindert werden könnte. Mir wurde auch bewusst, dass neben den geschilderten Extremsituationen viele ganz alltägliche Spitalsituationen für das Kind und seine Eltern bereits eine enorme Belastung darstellen. Der Kinderkliniker und Analytiker Galm hat es einmal so formuliert, dass jeder Spitalaufenthalt eines Kindes in jedem Alter die Gefahren eines potentiellen Traumas in sich berge.[1] Basierend auf den Beobachtungen von René Spitz, John Bowlby und James Robertson haben sich vor allem während der letzten zwei Jahrzehnte verschiedene Reformbestrebungen durchgesetzt. Diese verfolgen das Ziel, die pschychischen Belange des Kindes vermehrt in den therapeutischen Prozess miteinzubeziehen. Obwohl sich dadurch vieles im Spital zugunsten des Kindes verändert hat, können diese Verbesserungen nicht darüber hinwegtäuschen, dass zahlreiche Mangelzustände nach wie vor existieren. Die hohen Prozentzahlen der beobachteten Verhaltensauffälligkeiten sowohl wäh-

---

1 Vgl. Biermann, G. (Hrsg.): Mutter und Kind im Krankenhaus. München/Basel: Ernst Reinhardt Verlag, 1978.

rend wie nach dem Spitalaufenthalt dokumentieren diesen Tatbestand, auch wenn das Spitalpersonal dies oft nicht wahrhaben möchte. So stellt GLERRIT M.H. VENEKLAAS fest,

> «dass sehr viel mehr und intensiver emotional gelitten wird, als wir ermessen können, und dass wir Erwachsenen, da wir daran gewöhnt sind, oft darüber hinweggehen, ohne uns dessen bewusst zu werden.»[2]

Mit meiner Arbeit möchte ich einen Beitrag dazu leisten, weitere konkrete Hilfestellungen für das Kind und seine Eltern zu zeigen, damit der Spitalaufenthalt besser bewältigt werden kann. Im Mittelpunkt meines Interesses stehen die prophylaktischen Massnahmen. Dabei gehe ich von der Annahme aus, dass das Kind und seine Eltern mit dieser anspruchsvollen Situation erfolgreicher umgehen können, wenn sie über einen möglichen Spitalaufenthalt aufgeklärt und gut darauf vorbereitet worden sind. In den ersten drei Kapiteln setze ich mich mit der Notwendigkeit der Prävention auseinander. Im letzten Kapitel erarbeite ich anhand der gewonnenen Ergebnisse ein detailliertes Präventionsprogramm.

Im ersten Kapitel versuche ich einen Überblick über die bisherigen Spitaluntersuchungen zu gewinnen, die sich damit auseinandersetzen, wie ein möglicher Spitalaufenthalt für das Kind gestaltet werden sollte, damit dieser sich nicht derart belastend auswirkt. Ich achte dabei in erster Linie darauf, welche präventiven Massnahmen vorgeschlagen und bereits eingesetzt werden. Ausserdem beschäftige ich mich eingehender mit den durch den Spitalaufenthalt bedingten Verhaltensauffälligkeiten der Kinder. In diesem Zusammenhang interessieren mich die Fragen, unter welchen Umständen sich diese Störungen als psychische Erkrankung definieren lassen und in welchem Ausmass sie sich auf die Entwicklung des Kindes auswirken können. Die Auseinandersetzung mit der Frage, unter welchen Bedingungen ein

[2] Veneklaas, G.M.H. et al.: Kind im Krankenhaus. Psychosoziale Betreuung am Krankenbett. Stuttgart: Georg Thieme Verlag, 1975.

derart einschneidendes Ereignis wie ein Spitalaufenthalt entwicklungsfördernd oder eben entwicklungshemmend ist, leitet zu den folgenden beiden Kapiteln über.

Im zweiten und dritten Kapitel werde ich die Gründe aufzeigen, die eine umfassende Spitalvorbereitung rechtfertigen, wenn nicht sogar unweigerlich verlangen, möchte man auf die trotz verschiedener Reformen nach wie vor auftretenden Verhaltensstörungen vermehrt Einfluss nehmen. Als Ausgangsbasis dient mir die Erarbeitung der Pathogenese dieser Störungen. Bei der Suche nach möglichen Belastungsfaktoren habe ich mich bemüht, mich nicht nur auf die Persönlichkeit des Kindes zu beschränken, sondern sowohl sein unmittelbares wie auch entfernteres Umfeld miteinzubeziehen.

So beschäftige ich mich im zweiten Kapitel intensiv mit der Entwicklung im allgemeinen und mit derjenigen des Kindes im Vorschulalter im speziellen. Als erstes versuche ich mir ein Bild davon zu machen, was zum heutigen Zeitpunkt überhaupt unter dem Begriff Entwicklung verstanden wird. Aufgrund des neueren Ansatzes der ökologischen Entwicklungspsychologie gehe ich dann der Frage nach, warum ein Spitalaufenthalt für manche Kinder ein sehr belastendes und bedrohliches Erlebnis und für andere Kinder ein weniger traumatisches Ereignis ist. Dabei liefern mir verschiedene Untersuchungen bezüglich Risiko- und Schutzfaktoren sowie das theoretische Modell von Urie Bronfenbrenner[3] wichtige Anhaltspunkte. Da vor allem in der Kindheit gewisse Entwicklungsphänomene einen hohen Grad an empirischer Generalität aufweisen, komme ich nicht umhin, auf diejenigen Entwicklungsprozesse beim Kind näher einzugehen, die meiner Ansicht nach bei einem Spitalaufenthalt unbedingt als Entwicklungsbedingung mitberücksichtigt werden müssen. Dieser Teil wird ziemlich ausführlich behandelt. Der Grund liegt darin, dass ich sowohl als Krankenschwester

[3] Vgl. Bronfenbrenner, U.: Die Ökologie der menschlichen Entwicklung. Stuttgart: Klett-Cotta, 1981.

wie auch als Mutter von zwei Kleinkindern die Erfahrung gemacht habe, dass die sogenannten Fachpersonen wie Kinderärzte und Krankenschwestern über diesen Themenkreis erstaunlicherweise oft nur ein mangelhaftes Wissen haben. Das zweite Kapitel ist sehr wissenschaftlich und theoretisch geschrieben. Diejenigen, die sich vor allem für die Praxis interessieren, können dieses Kapitel überspringen.

Im dritten Kapitel setze ich meine Suche nach den Ursachen für die hohe Quote der Verhaltensauffälligkeiten fort, indem ich das Kranksein in unserer Gesellschaft und die Situation des Spitalaufenthaltes genauer ausleuchte. Folgende Fragen sind für mich wegweisend: Was wird in unserer Gesellschaft unter Krankheit respektive unter Gesundheit verstanden und wie wird damit umgegangen? Wie erlebt der Erwachsene im allgemeinen und das Kind im speziellen eine Erkrankung und einen damit verbundenen Spitalaufenthalt? Welche Verhaltensmechanismen werden im Umgang mit Krankheit und infolge einer Hospitalisierung entwickelt? Wie wirken sich das Erleben von Krankheit und die dabei eingesetzten Bewältigungsmechanismen der Eltern auf das Krankheitserleben des Kindes aus? Wie wirkt sich die Erkrankung und mögliche Hospitalisierung eines Familienmitgliedes auf die Familiendynamik aus? Welche zusätzlichen Stressfaktoren lassen sich auf die Spitalorganisation zurückführen?

Unter Einbeziehung der zahlreichen Belastungsfaktoren gehe ich abschliessend der Frage nach, inwiefern der Spitalaufenthalt als kritisches Lebensereignis bezeichnet werden kann und welche Konsequenzen sich daraus ableiten lassen.

Im vierten Kapitel erstelle ich unter dem Gesichtspunkt der unterschiedlichen Belastungsfaktoren ein Modell für eine ganzheitliche Spitalvorbereitung und setze mich mit möglichen Problemen bezüglich der Durchführbarkeit auseinander. Mein Ziel ist es, eine breite Palette von möglichen präventiven Massnahmen aufzuzeigen, damit eine individuell angepasste Spitalvorbereitung durchgeführt werden kann.

Bisherige Forschungsergebnisse

Untersuchungen über kurzdauernde Spitalaufenthalte

Bereits im Jahre 1899 beobachtete der Münchner Kinderarzt Meinhardt v. Pfaundler Verhaltensstörungen und Mangelentwicklungen bei Heimkindern und brachte diese in Zusammenhang mit der mangelnden psychischen Betreuung. Während der folgenden vier Jahrzehnte wurden nur wenige Arbeiten veröffentlicht, die sich mit der psychischen Situation des Kindes im Heim oder Spital befasst haben. Erst die Veröffentlichung von René Spitz' empirischer Untersuchung über die Auswirkungen langdauernder institutionalisierter Pflege auf die Entwicklung von Säuglingen im Jahre 1945 weckte weltweit das Interesse der Wissenschaft und der Öffentlichkeit. Spitz' Untersuchungsergebnisse lösten heftige Diskussionen und viele Nachuntersuchungen aus. 1948 wurde unter anderem John Bowlby durch die «Social Commission of the United Nations» beauftragt, eine Studie über Heimkinder durchzuführen. Diesem Projekt schloss sich auch die «World Health Organisation» an. Die 1951 veröffentlichte Arbeit von Bowlby wurde zum Standardwerk über die negativen Einflüsse auf die psychische und somatische Entwicklung des Kindes bei langdauernden Heim- und Spitalaufenthalten und diente den späteren Untersuchungen als Ausgangspunkt.

Dabei zeichneten sich in der Forschung zwei Schwerpunkte ab: Einerseits eine Richtung, die sich mit den Auswirkungen bei langdauernden Heim- und Spitalaufenthalten beschäftigte, und andererseits eine Forschungsrichtung, die sich mit den Verhaltensstörungen auseinandersetzte, die bei Kindern als Folge von kurzdauernden Spitalaufenthalten und nach Operationen auftreten.

Eine systematische Darstellung empirischer Untersuchungen über kurzdauernde Spitalaufenthalte stellte JÜRGEN V. TROSCHKE[4] 1973 zusammen. In meiner kurzen Übersicht über bisherige Forschungsergebnisse orientiere ich mich vorwiegend an dieser Arbeit. Zur Ergänzung beziehe ich einige neuere Untersuchungen aus dem europäischen Raum mit ein, die ich etwas ausführlicher vorstellen werde. Bei der Auswahl beschränke ich mich auf diejenigen Untersuchungen, die mir einen Eindruck von unterschiedlichen Aspekten der Auswirkungen eines Spitalaufenthaltes vermitteln. Dabei übernehme ich jene Gliederung von Troschke, welche die Spitäler nach dem Kriterium der Anwendung oder Nichtanwendung vorbeugender Massnahmen unterteilt.

«Normale» Spitalverhältnisse

Troschke fasst darunter diejenigen Spitäler zusammen, deren Verhältnisse stellvertretend für die Mehrzahl der Spitäler des betreffenden Landes gelten können.

H. SPIESS und L. HAUSAM ermittelten in ihrer Untersuchung im Jahre 1958 einerseits die Reaktionen, die Kinder unmittelbar nach der Spitalaufnahme zeigten, und andererseits die Zeitspanne, welche die Kinder benötigten, um sich in das Spitalmilieu einzuleben. Mittels «freier Beobachtung» registrierten sie die Verhaltensweisen von 140 Kindern im Alter bis zu 15 Jahren. Bei der Auswahl der Kinder achteten sie darauf, dass vor der Erkrankung eine altersentsprechende Entwicklung stattgefunden hatte, und dass die Krankheit nicht zu schweren Beeinträchtigungen führte.

Die Ergebnisse zeigen eine klare Abhängigkeit der Dauer des Einlebens vom Lebensalter; das heisst mit zunehmendem Alter leben sich die Kinder in kürzerer Zeit in das Spitalmilieu ein. Im zweiten Lebensjahr dauert die Eingewöhnung mit neun Tagen

[4] Vgl. TROSCHKE, J. v.: Das Kind als Patient im Krankenhaus. München/Basel: Ernst Reinhardt Verlag, 1974.

am längsten. Auch wird klar ersichtlich, dass «das junge Kleinkind zwischen ein und drei Jahren auf die Trennung von der Mutter [...] am stärksten reagiert»[5].

Die Autorinnen interpretierten ihre Resultate in der Weise, dass im Altersbereich von ein bis drei Jahren eine besonders strenge Indikation zur Operation gestellt werden muss.

Im gleichen Jahr untersuchten H. R. SCHAFFER und W. CALLENDER die Reaktionen auf einen Spitalaufenthalt bei 76 Säuglingen im Alter von 2 bis 51 Wochen. Auch sie wählten für ihre Untersuchung nur Säuglinge aus, die bis anhin einen unauffälligen Entwicklungsverlauf zeigten. Die Vorgehensweise berücksichtigte die Registrierung des Verhaltens auf der Abteilung und die Ergebnisse einer Befragung der Eltern sieben Tage nach der Spitalentlassung.

Dabei stellte sich heraus, dass sich in der Altersgruppe von 2 bis 28 Wochen signifikant weniger Verhaltensstörungen zeigten als in derjenigen von 28 bis 51 Wochen. Während des Spitalaufenthaltes liessen sich bei den Kindern im Alter von sieben und mehr Monaten häufigeres Weinen, grössere Bewegungsunruhe und problematischeres Essverhalten beobachten. Auch nach der Entlassung fand sich ausschliesslich bei dieser Altersgruppe das in erster Linie genannte Symptom der «zu engen Bindung an die Mutter». Die jüngeren Säuglinge reagierten nicht auf die Trennung von der Mutter und gewöhnten sich schnell an einen Muttterersatz. Sie zeigten sozusagen keine Verhaltensstörungen und wenn, dann nur vorübergehender Art.

Daraus zogen die Autoren den Schluss, dass erst nach dem siebten Monat mit einer psychischen Traumatisierung durch einen kurzfristigen Spitalaufenthalt gerechnet werden muss.

In einer indirekten und retrospektiven Untersuchung versuchte JANE WOODWARD 1959 bei 198 Kindern, die wegen Verbrennungen in der Zeit von 1954–1957 hospitalisiert waren,

---

[5] SPIESS und HAUSAM, 1958; zit. nach TROSCHKE, 1974, 36.

Verhaltensstörungen zu eruieren. Die von den Müttern genannten Störungen unterteilte sie in Angst, Aggressivität, depressive und psychosomatische Symptome und korrelierte sie mit folgenden acht Faktoren: Geschlecht des Kindes, Alter des Kindes, klinischer Schock, Prozentsatz der verbrannten Oberfläche, Prozentsatz der verlorenen gesunden Haut, Dauer der stationären Behandlung, Häufigkeit der Elternbesuche und emotionaler Zustand der Mutter.

Insgesamt wurden bei 81% der Kinder Verhaltensstörungen angegeben, wobei bei 26% die Störung derart gravierend war, dass die Mütter Beratungsstellen aufsuchten. Ein signifikanter Zusammenhang liess sich nur zwischen der Stärke und Häufigkeit von Verhaltensstörungen und der Häufigkeit der Elternbesuche sowie dem emotionalen Zustand der Mutter nachweisen. Die Korrelation beschränkte sich zudem auf die Kinder unter fünf Jahren. Das heisst, je seltener ein Kind besucht worden war, desto mehr und stärker waren seine Verhaltensstörungen; ebenso beeinflusste eine aufgeregte Mutter den Spitalaufenthalt negativ.

Anhand der Ergebnisse machte die Autorin auf den traumatischen Aspekt der Mutter-Kind-Trennung aufmerksam und forderte eine freie Besuchszeitregelung sowie die Möglichkeit der gleichzeitigen Aufnahme der Mutter in das Spital (rooming-in).

Die Forschergruppe um M. Stacey setzte sich in ihrer Untersuchung 1965 vor allem mit der Fragestellung: «Warum haben einige Kinder Verhaltensstörungen als Folge von Trennungserlebnissen?» auseinander. Insgesamt erfasste sie 36 Kinder im Alter von vier Jahren, die wegen einer Tonsillektomie (Herausschneiden der Mandeln) hospitalisiert waren.

Die Untersuchung setzte sich zusammen aus einer vierfachen Befragung der Eltern (vor, während, drei und sechs Monate nach dem Spitalaufenthalt) und einer Verhaltensbeobachtung der Kinder beim Puppenspiel während des Spitalaufenthaltes. Anschliessend wurden die Ergebnisse zu folgenden Faktoren korreliert: Vorausgegangene Trennungserfahrungen und

Krankheitserlebnisse; verbale Vorbereitung; emotionale Umgebung und Situation des Kindes; Erziehungsstil; Angst der Mutter.

Alle Kinder zeigten vor, während und nach dem Spitalaufenthalt Verhaltensänderungen. Nach sechs Monaten hatten zehn Kinder weiterhin Verhaltensstörungen. Entsprechend der Auswertung sind folgende Kinder durch einen Spitalaufenthalt besonders gefährdet:

> «1. Solche, deren Mütter hohe oder sehr geringe Angst zeigen.
> 2. Kinder, die seltener vor dem Krankenhausaufenthalt von ihren Eltern getrennt waren.
> 3. Solche Jungen, die eine permissive elterliche Erziehung erfahren hatten.
> 4. Jüngere Jungen (bis vier Jahre zwei Monate).
> 5. Kinder, die vor dem Krankenhausaufenthalt Verhaltensstörungen, Sprachstörungen und offene Aggressionen zeigten.»[6]

Auffallend bei dieser Auflistung ist der geschlechtsspezifische Unterschied. Offensichtlich sind jüngere Knaben weniger robust als Mädchen und leiden mehr unter einem Spitalaufenthalt als diese.

«Günstige» Spitalverhältnisse

Gemeint sind damit diejenigen Spitäler, in denen einzelne Forderungen zur Prophylaxe der Verhaltensstörungen bereits verwirklicht sind.

Nachdem im Children's Hospital in Sheffield (England) 1952 eine tägliche Besuchszeit eingerichtet wurde, beobachteten 1955 R. Illingworth und K.S. Holt das Verhalten bei 181 Kindern

---

[6] Troschke, 1974, 47f.

im Alter von 1 bis 14 Jahren, jeweils 5 und 30 Minuten nach der Besuchszeit.

Zwei wichtige Ergebnisse treten zutage: Erstens nutzten die Eltern trotz weiter und zum Teil aufwendiger Anfahrtswege 91% der Besuchsmöglichkeiten, was von den Autoren als Beweis für das grosse Interesse der Eltern an einer täglichen Besuchszeit ausgelegt wurde. Zweitens nahmen die untertags beobachteten Verhaltensstörungen unmittelbar nach den Besuchen eindeutig zu und zwar in allen Altersgruppen. Dennoch befürworteten die Untersucher die regelmässige Besuchszeit. Ihres Erachtens ist es besser, wenn sich das Kind aufregt, als wenn es sich immer verlassener fühlt.

Auch JANE WOODWARD führte 1962 eine weitere Untersuchung durch, nachdem es den Eltern ermöglicht worden war, ihre Kinder[7] jeden Tag zu zwei verschiedenen Zeiten zu besuchen. Wie bei der ersten Untersuchung befragte die Autorin 75 Mütter zwei bis drei Jahre nach der Hospitalisation ihrer Kinder auf der Verbrennungsstation. In der Auswertung wurden dann zwei Kategorien gebildet. Auf der einen Seite eine Gruppe, die täglich ein- oder zweimal Besuch erhielt, auf der anderen Seite eine Gruppe, deren Eltern ein- bis dreimal in der Woche auf Besuch kamen.

Es stellte sich heraus, dass die Kinder mit täglichem Besuch signifikant weniger Verhaltensstörungen zeigten als die Kinder, die weniger oft besucht worden waren.

Ebenfalls im Jahre 1962 veröffentlichten D. MACCARTHY, M. LINDSAY und J. MORRIS die erste Untersuchung über das rooming-in in einem eigens dafür eingerichteten Spital. Insgesamt verschickten sie 129 Fragebogen an Mütter, die sich zusammen mit ihrem Kind hospitalisieren liessen. Die Rücklaufquote betrug 76%.

---

[7] Die Kinder durften allerdings nicht älter als fünf Jahre sein.

20% der Mütter stellten bei den Geschwistern durch ihre Abwesenheit leichte Verhaltensstörungen fest. In der Regel waren sie zu Hause von Verwandten vertreten worden. Hingegen zeigte sich nach der Entlassung nur bei 7% der hospitalisierten Kinder ein gestörtes Verhalten.

Als Ausgangsbasis für ein Projekt der ganzheitlichen Betreuung führte BÉATRICE LIMACHER in ihrer Diplomarbeit[8] 1980 eine schriftliche Umfrage bei 100 Eltern durch, deren Kinder im letzten Jahr während 1 bis 14 Tage im Alter von 1 bis 8 Jahren hospitalisiert waren. Die Rücklaufquote betrug 79%.

Die Spitalvorbereitung wurde vor allem im pädiatrischen Bereich von den Eltern als ungenügend empfunden. Sowohl ausführliche Informationen als auch konkrete Vorbereitungsvorschläge wurden vermisst. Bei der Besuchszeitregelung wünschten sich die Eltern vermehrtes rooming-in sowie durchgehende Besuchszeiten und zwar auch für die Geschwister. Bei der Betreuung im Spital kritisierten die Eltern den schlechten Informationsfluss (Informationen erhielt man nur bei hartnäkkigem Nachfragen), die ungenügenden Spiel- und Beschäftigungsmöglichkeiten und die mangelnde Ausbildung des Personals in bezug auf psychische Belange des Kindes. Nach dem Spitalaufenthalt beobachteten 54% der Eltern Verhaltensstörungen bei ihren Kindern.

Anhand dieser Ergebnisse kam die Autorin zur Schlussfolgerung, dass eine ganzheitliche Betreuung angebracht wäre.

Noch im gleichen Jahr startete BÉATRICE LIMACHER mit ihrem Projekt, das sich aus einer ersten Phase 1980/1981 mit Auswertung 1981 und einer zweiten Phase 1982 bis 1984 mit einer von mir durchgeführten Auswertung 1991 zusammensetzt. B. Lima-

---

[8] LIMACHER, B.: Kranke Kinder ... Kinder. Sozialpädagogische Betreuung von Kleinkindern im Spitalbereich. Unveröffentl. Diplomarbeit, Schule für soziale Arbeit Zürich, Abt. Sozialpädagogik, 1980/81.

cher versuchte folgendermassen, auf den Spitalaufenthalt von Kindern im Alter von 8 Monaten bis 7/8 Jahren Einfluss zu nehmen:

1. Spitalvorbereitung	(Kindervorbereitungsgruppe in Arztpraxis, Einzelspiel mit Kindern, Spitalbesichtigung, Elternabende, einzelne Elterngespräche, Hausbesuche).
2. Begleitung während des Spitalaufenthaltes	(gezielte Spiele mit den Kindern, Gespräche mit den Eltern).
3. Betreuung nach dem Spitalaufenthalt	(Telephonate, Hausbesuche).

Alle Kinder waren für Operationen wie Leistenbruch, Ohrenkorrektur oder Entfernung der Rachen- und Gaumenmandeln angemeldet und verbrachten durchschnittlich 4 bis 5 Tage im Spital. Die anschliessende Befragung der Eltern erfolgte wiederum schriftlich anhand eines Fragebogens.

In der ersten Projektphase (1980/1981) wurden auf diese Art 30 Kinder und Elternpaare betreut. Die Rücklaufquote der Fragebogen betrug 73%. Obwohl die meisten Eltern das breite Angebot der Spitalvorbereitung nur teilweise ausgenützt hatten, fühlten sie sich mehrheitlich beruhigt und weniger ängstlich. Die Kinder selbst stellten nach der Vorbereitung in erster Linie mehr Fragen über das Spital und äusserten sozusagen keine Angstgefühle. Positiv beurteilt wurde zudem, dass auch Geschwister und Freunde in die Vorbereitung miteinbezogen worden waren. Ca. 60% der Eltern waren mit dem Spitalaufenthalt mehr oder weniger zufrieden. Die geäusserte Kritik entsprach derjenigen von der Ausgangsumfrage. Nach dem Spitalaufenthalt zeigten nur gerade 8% der Kinder Verhaltensstörungen.

In der zweiten und bedeutend längeren Projektphase (1982 bis 1984) erfasste das Betreuungsprogramm 272 Kinder; die Rücklaufquote der Fragebogen bertrug 52%. Die Elterngespräche und -abende mit den Themen Trennungsprobleme,

Angstreaktionen, Operationsablauf und Hausordnung des Spitals wurden von einer grossen Mehrheit der Eltern als ausreichend empfunden, was dazu führte, dass sie dem Spitalaufenthalt weniger ängstlich entgegensahen. Bei den Kindern wirkte sich die Vorbereitung ebenfalls vorwiegend positiv aus. So stellten sie im Anschluss daran mehr Fragen über das Spital und setzten sich im Rollenspiel mit einzelnen Situationen auseinander. Bei zwei Dritteln der Kinder stellten die Eltern fest, dass ihr Kind beruhigt war und sich sogar auf den Spitalaufenthalt freute. Grossen Anklang fand erneut die Einbeziehung der Geschwister und Freunde in die Vorbereitungsphase. Die meisten Eltern waren auch mit den Bedingungen während des Spitalaufenthaltes zufrieden. Dank dem vorausgegangenen Elterngespräch mit der Projektleiterin fühlten sie sich sicherer im Umgang mit den Schwestern und den Ärzten/innen. So wurde auch die Zusammenarbeit mit den Schwestern zu 77% positiv erlebt. Bezüglich der Informationen durch den Arzt meldeten gut ein Drittel der Eltern Kritik an. Diese bewegte sich von schlechter Information bis zu mangelnder Kooperation (Informationen erfolgten nur auf Eigeninitiative der Eltern). Mit der Besuchszeitregelung waren die meisten zufrieden; 10% würden allerdings eine durchgehende Besuchszeit befürworten und 20% bedauerten, dass Kinder und vor allem die eigenen Geschwister unter 10 Jahren nicht zu Besuch kommen durften. Nach dem Spitalaufenthalt zeigten 35% der Kinder Verhaltensauffälligkeiten.

Vergleich zwischen «normalen» und «günstigen» Spitalverhältnissen

Bei den folgenden Untersuchungen wurden zwei Gruppen, E-Gruppe (Experimentiergruppe) und C-Gruppe (Kontrollgruppe) miteinander verglichen, um die Wirksamkeit einzelner Massnahmen zur Prophylaxe der Verhaltensstörungen überprüfen zu können.

D. G. PRUGH und seine Mitarbeiter untersuchten 1953 als erste die Wirkung der psychologischen Vorbereitung und Betreuung des Kindes sowie der täglichen Besuchszeit. Je 100 Kinder wurden im Alter von 2 bis 12 Jahren mit einer durchschnittlichen Spitalaufenthaltsdauer von 7 Tagen miteinander verglichen. Die Kinder der E-Gruppe erhielten täglich Besuch und die Eltern konnten sich an der Pflege auf der Station beteiligen. Zusätzlich wurden die Kinder auf medizinische Massnahmen vorbereitet und erhielten ein spezielles Spielprogramm. Den Kindern aus der C-Gruppe stand nur eine zweistündige Besuchszeit pro Woche zur Verfügung. Die Autoren beobachteten die Kinder auf der Station und befragten die Mutter bei der Aufnahme des Kindes und jeweils 3, 13 bzw. 26 Wochen nach dessen Entlassung.

Im Krankenhaus zeigten sich bei 68% der E-Gruppen-Kinder und bei 92% der C-Gruppen-Kinder Verhaltensstörungen. Zusätzlich zur höheren Prozentzahl fanden sich in der C-Gruppe auch mehr schwere Störungen. Die stärksten Reaktionen liessen sich bei den 2- bis 4jährigen beobachten. Drei Monate nach der Entlassung zeigten in der E-Gruppe noch 44%, in der C-Gruppe 58% der Kinder ein gestörtes Verhalten.

Zum Aspekt des rooming-in führten D. BRAIN und I. MACCLAY 1968 mit Kindern, die tonsillektomiert wurden, folgende Untersuchung durch. Eine E-Gruppe mit 101 Kinder unter Rooming-in-Verhältnissen wurde mit einer C-Gruppe mit 96 Kindern, die begrenzt besucht werden durften, verglichen. Einen Monat vor der Aufnahme wurden die Mütter interviewt, um Faktoren wie Einstellung der Mutter, Mutter-Kind-Verhältnis, Wohnsituation und Ehesituation der Eltern zu erfassen. 2 Wochen bzw. 6 Monate nach der Entlassung befragte man die Mutter nach aufgetretenen Verhaltensänderungen.

Die Ergebnisse brachten hochsignifikante Unterschiede zum Vorschein. Nur 22% der Kinder in der E-Gruppe, jedoch 55% der Kinder in der C-Gruppe zeigten Verhaltensstörungen. Vor allem bei Kindern, deren Mütter gerne mit ihnen im Spital gelebt hätten und denen dies nicht ermöglicht worden war, liessen sich vermehrt Verhaltensstörungen beobachten.

Die Autoren schlossen daraus, dass die Mütter am besten wissen, was ihr Kind braucht.

In ihrer Untersuchung gingen J.K. SKIPPER und U.R.C. LEONARD 1968 von der Annahme aus, dass ein Spitalaufenthalt nicht nur für das Kind sondern auch für die Mutter eine belastende Situation sei. Je besser die Mutter mit der Stress-Situation zurechtkäme, desto grösser sei die Wahrscheinlichkeit, dass auch das Kind den Spitalaufenthalt besser bewältigen könne. Die Autoren waren der Meinung, dass die Mutter im Spital vernachlässigt und nicht genügend informiert werde. Sie gingen der Frage nach, ob der Stress des Kindes indirekt dadurch vermindert werden könne, indem man die Stress-Situation der Mutter reduzierte.

So wurden die 24 Mütter der E-Gruppe bei der Aufnahme und auch während des Spitalaufenhalts durch eine eigens dafür ausgebildete Krankenschwester begleitet. In der C-Gruppe wurden ebenfalls 24 Kinder im Alter von 3 bis 9 Jahren untersucht, jedoch wurden deren Mütter nicht besonders betreut.

Die Ergebnisse bestätigten eindeutig die Hypothese der Autoren. Die Kinder der Mütter, die betreut worden waren, zeigten sowohl signifikant weniger Stressreaktionen im Spital wie auch signifikant weniger Verhaltensstörungen nach der Entlassung.

In ihrer Dissertation untersuchte VERONIKA ANNA SCHANDL[9] 1979 den Einfluss eines Betreuungsprogrammes auf das Verhalten der Kinder während und nach dem Spitalaufenthalt unter Einbeziehung verschiedener Faktoren aus den Bereichen:

---

[9] SCHANDL, V. A.: Versuch einer Prophylaxe von psychischen Traumatisierungen von Kleinkindern durch psychosoziale Betreuung während ihres Krankenhausaufenthaltes. Unveröffentl. Dissertation, Grund- und Integrativwissenschaftliche Fakultät der Universität Wien, 1979.

- Persönlichkeit des Kindes
- familiäre Bedingungen und Persönlichkeit der Eltern
- Einstellung der Mutter zu Ärzten, Krankheit und Spitalaufenthalt
- Bedingungen des Spitalaufenthaltes
- bisherige Spitalerfahrungen

Die Kinder der E-Gruppe erhielten Hilfe bei der Bewältigung ihrer Erlebnisse im Spital. Das Programm umfasste:

1. Vorbereitung unmittelbar nach der Spitalaufnahme (Gespräche und Photobilderbuch).
2. Anregung zur aktiven Verarbeitung der Erlebnisse im Spital (Spielen mit Fingerpuppen und Arztmaterial).
3. Häufiger Kontakt mit der Versuchsleiterin während des Spitalaufenthaltes.

Alle 90 Kinder der E- und C-Gruppe waren 3 bis 5 Jahre alt, verbrachten im Durchschnitt 11 Tage im Spital und erhielten täglich Besuch.

Die Datenerhebung erfolgte durch tägliche Verhaltensbeobachtungen in verschiedensten Situationen, durch zwei Elterninterviews (das erste im Spital, das zweite drei Wochen später zu Hause) und durch den Stanford-Binet-Intelligenztest.

Die Kinder der E-Gruppe zeigten signifikant weniger Verhaltensstörungen als die Kinder der C-Gruppe. Totzdem ist der Prozentsatz der Beeinträchtigungen in der E-Gruppe mit 68% immer noch relativ hoch; in der C-Gruppe wurden bei 79% Verhaltensstörungen im Spital beobachtet. Nach dem Spitalaufenthalt reagierten 45% der E-Gruppe und 56% der C-Gruppe mit Verhaltensverschlechterungen in einem oder mehreren Bereichen. Folgende Faktoren wirkten günstig auf das Verhalten der Kinder:

- positiver Kontakt zu den Ärzten im Spital
- aktives Bemühen um Kontakte zu Mitpatienten
- ausgeübter Kontakt mit Mitpatienten

- selbständiges Spielen
- aktives Verarbeiten der Erlebnisse durch Erzählungen, Spiele und Zeichnungen

Hingegen wirkte sich eine ängstliche Einstellung der Mutter gegenüber Arzt, Krankenhaus und Krankheit und eine bereits vor dem Spitalaufenthalt vorhandene Erziehungsproblematik negativ auf das Verhalten der Kinder während und nach dem Spitalaufenthalt aus.

Anhand der Ergebnisse kam die Autorin zum Schluss, dass das von ihr durchgeführte Programm einiger Verbesserungen bedarf. Unter anderem schlägt sie vor, dass die Eltern besser informiert und vermehrt miteinbezogen werden sollten.

Auswirkungen kurzdauernder Spitalaufenthalte

In zahlreichen wissenschaftlichen Publikationen wurde auf die besondere psychische Belastung aufmerksam gemacht, die ein Spitalaufenthalt für Kinder darstellt. Viele empirische Untersuchungen konnten nachweisen, dass bei den meisten Kindern während und nach der Hospitalisation Verhaltensstörungen unterschiedlicher Art, Intensität und Dauer diagnostiziert werden können. Dabei zeigt sich grundsätzlich, dass Kleinkinder bis zum fünften Lebensjahr besonders stark gefährdet sind. Die durch den Spitalaufenthalt hervorgerufenen Verhaltensstörungen hat man mit dem Begriff des psychischen Hospitalismus umschrieben.

Verhaltensstörungen während des Spitalaufenthaltes

H. Spiess und L. Hausam fanden am Anfang des Spitalaufenthaltes auffällige Reaktionen wie «Schweigen, Kontaktverweigerung, Abwehr und Verzweiflungsäusserungen»[10]. Diese Ant-

[10] Spiess und Hausam, 1958; zit. nach Troschke, 1974, 78.

worten kann man wohl als typische Reaktionen der Kinder auf die Trennung von der Bezugsperson interpretieren. Sie erinnern an die von JAMES ROBERTSON[11] beschriebenen charakteristischen Phasen des psychischen Hospitalismus:

1. Die Phase des Protestes, in der das Kind schreit, sich herumwirft, die Mutter ruft und erwartet, dass diese wie früher darauf reagiert. Das Kind versteht seine Situation in keiner Weise und steht grosse Ängste aus. Oft verweigert es den Kontakt mit den Krankenschwestern.

2. Die Phase der Verzweiflung, in der das Kind allmählich die Hoffnung auf das Herbeieilen der Mutter verliert, weniger schreit und sich von der Umgebung in tiefer Niedergeschlagenheit abwendet. «Dieses Stadium verläuft sehr ruhig und deswegen wird oft irrtümlich angenommen, dass die Verzweiflung nachgelassen hat und das Kind sich jetzt ‹eingewöhnt›.»[12]

3. Die Phase der Verleugnung, in der es seine Gefühle für die Mutter unterdrückt und sich entweder an eine Pflegeperson klammert oder – in Ermangelung einer solchen – die Beziehungen zu den Menschen verliert und mehr Interesse für die dingliche Umgebung zeigt. «Weil es jetzt lächelt und spielt, kann der Eindruck entstehen, dass es sich jetzt ‹eingewöhnt› hat und damit alles gut ist.»[13]

Die einzelnen Phasen dauern bei den Kindern verschieden lange (einige Stunden, Tage, auch Wochen) und müssen nicht bei allen Kindern gleich regelmässig und nacheinander auftreten. Bei den kurzdauernden Spitalaufenthalten wird ein Kind

---

[11] Vgl. ROBERTSON, J.: Kinder im Krankenhaus. München: Ernst Reinhardt Verlag, 1982².

[12] ROBERTSON, 1982, 21.

[13] ROBERTSON, 1982, 22.

jedoch meistens in der ersten oder zweiten Phase entlassen, so dass es nicht zu den typischen Störungen der dritten Phase kommt.

D. G. PRUGH und seine Mitarbeiter beobachteten folgende Verhaltensstörungen:

> «Schlaf-, Ess- und Ausscheidungsstörungen, Aggressivität, Ängstlichkeit, Zurückgezogenheit, Hyperaktivität und Irritabilität»[14].

THERESE B. WANSCHURA[15] listete die von ihr beobachteten Verhaltensstörungen entsprechend der Häufigkeit auf. Die am meisten beobachtete Störung war Weinen ohne ersichtlichen Grund. Danach folgten mit abnehmender Häufigkeit Regressionen, Protestverhalten nach der Besuchszeit, Daumenlutschen, zupfende und nestelnde Bewegungen, Widerstand gegen ärztliche und pflegerische Tätigkeiten, Nahrungsverweigerung, Stereotypien und Nägelbeissen.

Verhaltensstörungen nach dem Spitalaufenthalt

Im allgemeinen wird zwischen Früh- und Spätfolgen unterschieden. Als Frühfolgen werden Verhaltensstörungen bezeichnet, die einige Tage bis Wochen oder wenige Monate nach der Entlassung anhalten und dann abklingen. Unter den Spätfolgen versteht man Verhaltensstörungen, die sich auch noch nach einigen Jahren nachweisen lassen und in einen ursächlichen Zusammenhang mit den traumatischen Ereignissen gebracht werden können. Meist bleiben sie als Dauerschäden bestehen.

---

14 PRUGH, D. G. et al., 1953; zit. nach TROSCHKE, 1974, 79.

15 WANSCHURA, TH. B.: Kind und Krankenhaus. Eine empirische Untersuchung über die Auswirkung kurzdauernder Krankenhausaufenthalte auf das Verhalten von Kindern während und nach der Hospitalisierung. Philosophische Dissertation, Wien, 1978.

Bei den Frühfolgen zeigt sich, dass Verhaltensstörungen verschiedenster Art in allen kindlichen Verhaltensbereichen auftreten können[16]:

- Essstörungen
- Schlafstörungen
- Sprachstörungen
- Regressionen auf frühere Verhaltensstufen
- Enuresis und Enkopresis (Einnässen und Einkoten)
- Ängstlichkeit
- depressive oder aggressive Stimmung
- Furcht vor Krankenhäusern und medizinischem Personal
- übermässiges Anklammern an die Mutter
- Trennungsangst
- Erziehungsschwierigkeiten
- nervöse Gewohnheiten, Tics

Entsprechend den entwicklungsspezifischen Abwehrmechanismen treten in den verschiedenen Altersstufen unterschiedliche Verhaltensstörungen auf.

> «Jüngere Kinder, deren Ich-Stärke sublimere Verdrängungen noch nicht ermöglicht, werden mit offenkundigen Regressionen, Entwicklungsstörungen und Protestreaktionen gegen die Umgebung (insbesondere die Eltern) reagieren. Bei älteren Kindern werden sich verdecktere und schwieriger zu erkennende Verhaltensstörungen (z.B. Verschlossenheit, Kontaktschwäche etc.) einstellen.»[17]

Im Zusammenhang mit den Spätfolgen wies GERD BIERMANN[18] darauf hin, dass nicht verarbeitete Erlebnisse einer Hospitalisierung sich bis in das Erwachsenenleben auswirken und schwere neurotische Störungen nach sich ziehen können.

---

[16] Vgl. TROSCHKE, 1974; WANSCHURA, 1978; SCHANDL, 1979.
[17] TROSCHKE, 1974, 85.
[18] Vgl. BIERMANN, G.: Unsere kranken Kinder. Fellbach: Adolf Bonz Verlag, 1975.

Nach kurzdauernden Spitalaufenthalten stellte JANE WOODWARD folgende Spätfolgen fest:

> «Ängste und Befürchtungen, Depressionen, Aggressionen, allgemeine Erziehungsschwierigkeiten; an psychosomatischen Störungen: Enuresis, Schlaf- und Essstörungen»[19].

Zum Begriff Verhaltensstörung

Bei den meisten empirischen Untersuchungen fehlt eine verbindliche Definition der aufgeführten Verhaltensstörungen. Die Darstellungen haben einen beschreibenden Charakter. Unter dem Begriff der Verhaltensstörung werden alle möglichen psychosomatischen Störungen und Krankheiten des Kindes zusammengefasst.

STEFAN SCHMIDTCHEN[20] weist darauf hin, dass kein Verhalten für sich selbst als gestört oder gesund bezeichnet werden kann. Erst durch Wertmassstäbe und bewertende Personen erhält es den Charakter einer Störung oder Gesundheit und unterliegt dadurch auch einer starken Willkürlichkeit, der vor allem Kinder und Jugendliche wegen ihrer soziologischen Abhängigkeit von Eltern und Erziehern ausgesetzt sind. So macht auch HEINZ STEFAN HERZKA den Ausbruch einer auffälligen seelischen Störung unter anderem von den Beurteilungsnormen abhängig,

> «die in der nahen Umgebung des Kindes, insbesondere in der Familie (mikrosozialer Raum) und in der weiteren Gesellschaft (makrosozialer Raum), gelten»[21].

Zusätzlich warnt Schmidtchen vor einer zu schnellen Störungsetikettierung, da sich das kindliche Verhalten durch Rei-

---

19 WOODWARD, 1959; zit. nach TROSCHKE, 1974, 87.
20 Vgl. SCHMIDTCHEN, ST.: Kinderpsychotherapie. Stuttgart: Verlag W. Kohlhammer, 1989.
21 HERZKA, H. ST.: Kinderpsychopathologie. Basel/Stuttgart: Schwabe & Co. AG, 1986, 22.

fungs- und Entwicklungsprozesse sehr schnell verändern kann.[22]

Im folgenden möchte ich mir ein Bild davon machen, was überhaupt unter Verhaltensstörungen verstanden wird, und welche Ursachen dafür verantwortlich gemacht werden.

> «Als gestörtes seelisches Verhalten sollen alle Arten psychischer oder psychisch-körperlicher Störungen bezeichnet werden, die auf Fehlfunktionen von Erlebens-, Denk- und Verhaltensweisen einer Person zurückgeführt werden können. Die Störungen werden von der Person selbst und/oder anderen Personen in ihrer Umgebung als negativ bewertet. Sie können auf gestörte seelische oder seelisch-körperliche Prozesse in der Person sowie auf missliche Umwelteinflüsse zurückgeführt werden.»[23]

Diese Definition ermöglicht insofern eine erste Orientierung, als die im Zusammenhang mit dem Spitalaufenthalt beobachteten Störungen eindeutig darunter einzureihen sind.

HERZKA spricht von psychischer Krankheit,

> «wenn seelisch-geistige Spannungen so heftig werden, dass sie unser Denken, Fühlen und Handeln während längerer Zeit beeinträchtigen, oder anders gesagt: wenn unsere emotionale und kognitive Selbstregulierung auf längere Zeit versagt»[24].

Er vertritt die Meinung, dass seelisch-geistige Spannungen zum Leben und zur Entwicklung gehören und zum Beispiel aus dem Gegensatz zwischen Bedürfnissen einerseits und der Möglichkeit ihrer Befriedigung andererseits oder aus gegensätzlichen Wünschen oder Erwartungen entstehen. Diese anschauliche Definition eignet sich insofern gut, da psychischer Hospitalismus und psychische Deprivation (Mangel an Zuwendung und/oder Mangel an Reizen) oft gleichgesetzt werden. Dabei schliesse ich mich JOSEF LANGMEIER und ZDENEK MATEJCEK an, die folgende umfassende Definition vorschlagen:

---

22 Vgl. SCHMIDTCHEN, 1989.
23 SCHMIDTCHEN, 1989, 16.
24 HERZKA, 1986, 19.

«Die psychische Deprivation ist ein Zustand des Organismus, der als Folge solcher Lebenssituationen entsteht, in denen dem Subjekt nicht in ausreichendem Masse und für genügend lange Zeit die Möglichkeit zur Befriedigung seiner grundlegenden psychischen Bedürfnisse gegeben ist.»[25]

Wie Herzka betonen auch die beiden oben genannten Autoren die zentrale Bedeutung der Bedürfnisbefriedigung, womit wir bei den Ursachen für ein gestörtes seelisches Verhalten angelangt sind.

«Während man sich in der Psychologie und Psychiatrie über die Klassifikation von gestörten seelischen Verhaltensweisen einigen konnte, ist man sich über die jeweiligen Ursachen von psychopathologischem Verhalten nicht einig. Man befindet sich immer noch in einer Phase der Konkurrenz zwischen verschiedenen Störungserklärungsansätzen, [...].»[26]

Schmidtchen betont die Wichtigkeit umfassender Erklärungsansätze. Eine Möglichkeit sieht er in der Kombination und Integration der verschiedenen Ansätze. Herzka geht noch einen Schritt weiter, wenn er davon spricht, «dass die Pathogenese (Entstehung und Entwicklung) psychischer Störungen dem Relationsprinzip unterliegt»[27] und nicht mit dem einfachen Kausalitätsprinzip erklärbar ist. Das heisst nicht nur, dass an der Entstehung psychischer Störungen verschiedene Faktoren beteiligt sind, sondern dass die voneinander verschiedenen und voneinander abhängigen Faktoren immer aufeinander bezogen werden müssen. Das Problem bei diesem Ansatz liegt darin, dass

«unser Denken bisher nicht imstande ist, derartige Relationen einigermassen klar zu überblicken und exakt zu formulieren. Dass sich viele der beteiligten Faktoren laufend verändern und manche von ihnen noch unbekannt sind, erschwert die gedankliche Aufgabe, sie zu ordnen und zu gewichten, zusätzlich; auch sind entscheidende Faktoren wie ‹Empfindsamkeit› oder ‹Ängstlichkeit› nur begrenzt quantifizierbar und deshalb auch schwer exakt erfassbar»[28].

---

25 Langmeier, J. und Matejcek, Z.: Psychische Deprivation im Kindesalter. München/Wien/Baltimore: Urban & Schwarzenberg, 1977, 12.

26 Schmidtchen, 1989, 38.

27 Herzka, 1986, 25f.

28 Herzka, 1986, 26.

Konkret wird darunter verstanden, dass die Pathogenese psychischer Störungen derart komplex ist, dass jeder Erklärungsversuch jeweils nur eine Annäherung an die Problematik darstellt. Für die Praxis bedeutet dies, dass nur mit «einzelnen, erfahrungsgemäss wichtig erscheinenden pathogenen Faktoren»[29] gearbeitet werden kann.

> «Dies ist ein meist befriedigendes Vorgehen, das aber grundsätzlich unvollständig und mit Unsicherheiten behaftet bleibt. Ist man sich des Relationsprinzips bewusst, so wird man sich weniger leicht zu voreiligen Schlüssen, einseitigen Anschuldigungen und unzutreffenden Voraussagen verleiten lassen.»[30]

Auswirkungen von Verhaltensstörungen

Dauern somit Verhaltensstörungen längere Zeit an, so sind sie Ausdruck psychischer Krankheit. Da sich der Mensch in der Kindheit und im Jugendalter sehr schnell verändert, bewirken psychische Krankheiten Störungen im harmonischen Entwicklungsverlauf, wodurch Fehlentwicklungen eingeleitet werden können. In diesem Zusammenhang weist Herzka jedoch darauf hin, dass

> «es kein psychopathologisches Symptom gibt, das nicht auch im Laufe der normalen Entwicklung auftreten würde, manchmal nur sehr versteckt und kaum feststellbar, manchmal auch für längere Zeit, und zwar als Bestandteil der normalen Entwicklung selbst. [...]. Der spontane Entwicklungsverlauf führt auch dazu, dass viele Störungen vom Kind ohne Behandlung überwunden werden.»[31]

Erik H. Erikson[32], der die seelische Gesundheit unter der Perspektive der gesamten Lebensspanne analysierte, also auch entwicklungspsychologische Aspekte berücksichtigte, stellt zudem fest, dass psychosoziale Krisen nicht nur Gefahren der seelischen Fehlentwicklung mit sich bringen, sondern auch

---

[29] Herzka, 1986, 26.
[30] Herzka, 1986, 26.
[31] Herzka, 1986, 39f.
[32] Vgl. Erikson, E.H. Identität und Lebenszyklus. Frankfurt a. M.: Suhrkamp Verlag, 1980[6]; Kindheit und Gesellschaft. Stuttgart: Klett-Cotta, 1984[9].

Chancen bieten für die Bewährung des Organismus und für eine Festigung und Weiterentwicklung seiner Kompetenzen und seelischen Gesundheit. Für Erikson ist seelische Gesundheit kein fester Besitz des Menschen, sondern ein Zustand, der immer wieder neu erworben und gefestigt werden muss. Dabei macht er den Grad der seelischen Gesundheit unmittelbar von der Persönlichkeitsentwicklung, vor allem von der Identitätsentwicklung, abhängig. Unter Identität versteht er

> «die unmittelbare Wahrnehmung der eigenen Gleichheit und Kontinuität in der Zeit, und die damit verbundene Wahrnehmung, dass auch andere diese Gleichheit und Kontinuität erkennen».[33]

Die Entwicklung beschreibt er als geordnete Abfolge von insgesamt acht krisenhaften Entwicklungsstufen über den gesamten Lebenslauf, wobei eine Stufe auf der anderen aufbaut und die angemessene Lösung der jeweiligen Entwicklungsprobleme Voraussetzung für die weitere Entwicklung ist. Nach Erikson finden ohne Krisen keine Entwicklungsvorgänge statt.

Auch Karl Menninger hebt die Bedeutung von Lebenskrisen für das psychische Wachstum hervor.

> «Nicht selten beobachten wir, dass ein Patient, der sich in der Genesungsphase einer vielleicht ziemlich langen Krankheit befindet, eine fortgesetzte Besserung zeigt – über den Punkt seines früheren ‹normalen› Lebenszustandes hinaus. Er wird nicht nur gesund; er wird so gesund, wie er früher war, und fährt dann fort ‹noch gesunder› zu werden. Er wird produktiver, weitet sein Leben und seine Horizonte aus. Er entwickelt neue Talente, neue Kräfte, neue Leistungsfähigkeit. Er wird – so möchte man sagen – ‹gesunder als nur gesund›.»[34]

---

[33] Erikson, 1980, 18.

[34] Menninger, 1968; zit. nach Becker, P.: Psychologie der seelischen Gesundheit. Bd. 1: Theorien, Modelle, Diagnostik. Göttingen/Toronto/Zürich: Verlag für Psychologie, Dr. C. J. Hofgrefe, 1982, 213.

In bestimmten Fällen können somit erfolgreich überwundene psychische Erkrankungen die Voraussetzung für das Erreichen höherer Formen der seelischen Gesundheit schaffen.

Emil Schmalohr sieht darin, dass die Bewältigung von Frustrationen, Konflikten und Bedrohungen vielfältiger Art wichtige Erfahrungen und neue Kompetenzen schafft, noch keinen Grund für die Annahme,

> «dass Kinder sich mit ihren Eltern auch und gerade unter Belastungen und unter erschwerten Bedingungen einer beeinträchtigten und behinderten Entwicklung seelisch gesund entwickeln können».[35]

Ebenso kritisiert Dieter Ulich an diesem Ansatz das Fehlen konkreter Bedingungen, unter denen die Krisen entwicklungsfördernd oder -hemmend sein sollen. Er warnt davor,

> «Probleme und Einschnitte als ‹normal› zu erklären und damit Leiden zu entschärfen oder gar im Sinne einer ‹notwendigen› Durchgangsstufe ideologisch zu überhöhen»[36].

Seiner Meinung nach sind solche Aussagen nur gerechtfertigt, wenn eine Auseinandersetzung mit folgenden Fragen stattgefunden hat:

> «Welche Veränderungsanforderungen können für welche Personen wann und in welchen Situationen, zu welchen Zeitpunkten ihrer individuellen Entwicklung belastend und/oder entwicklungsbedeutsam bzw. relevant für psychische Gesundheit sein, unter welchen Bedingungen können Belastungen konstruktiv verarbeitet, in die Persönlichkeitsentwicklung integriert werden?»[37]

---

[35] Schmalohr, E.: Den Kindern das Leben zutrauen. Frankfurt: Fischer TB Verlag, 1986, 349.

[36] Ulich, D.: Krise und Entwicklung. München/Weinheim: Psychologie Verlags Union, 1987, 70.

[37] Ulich, 1987, 115.

Schlussfolgerungen

Wie wir anhand der Untersuchungen sehen, zeigen viele Kinder, vor allem bis 5jährig, im Zusammenhang mit einem Spitalaufenthalt zum Teil zahlreiche Verhaltensstörungen, und dies, obwohl in der Zwischenzeit grundlegende Verbesserungen eingeführt worden sind. Hier stellt sich die Frage, warum der Spitalaufenthalt auch heute noch so viele Verhaltensstörungen zur Folge hat. Eine eindeutige Antwort kann darauf kaum gegeben werden. Gewisse Aspekte scheinen mir jedoch einige Hinweise zu geben.

Einer der Gründe liegt sicher darin, dass lange Zeit hauptsächlich der Trennungsaspekt für die Verhaltensstörungen verantwortlich gemacht wurde und die meisten Verbesserungsvorschläge ausschliesslich darauf ausgerichtet waren, diesem Missstand entgegenzuwirken. Aus diesem Grunde wurden die tägliche Besuchszeit und das rooming-in eingeführt, heute eine Selbstverständlichkeit an vielen Spitälern. Erst allmählich setzte man sich noch mit weiteren möglichen, pathogen wirkenden Faktoren auseinander und erarbeitete zusätzliche Verbesserungsvorschläge wie etwa vermehrte und ausführlichere Elterninformationen; Vorbereitung des Kindes auf den Spitalaufenthalt, auf Untersuchungen und Operationen; Begleitung des Kindes durch die Eltern bei Untersuchungen, bei der Prämedikation und im Aufwachsaal nach der Operation; Beschäftigungsmöglichkeiten für das Kind (Kindergarten, Schule und Spielzimmer); Einbeziehung der Eltern in die Pflege und die Möglichkeit der psychologischen Betreuung durch Fachpersonal.

Wie sich anhand eines Fragebogens zur heutigen Situation des Kindes im Spital in der Schweiz[38] erkennen lässt, erlangten diese Forschungsergebnisse nicht die gleiche Popularität. Dies

[38] Verein Kind und Spital. «Bestandesaufnahme». Auswertung eines Fragebogens zur heutigen Situation des Kindes im Krankenhaus. Zürich: Marie-Meierhofer-Institut für das Kind, 1981.

hat zur Folge, dass viele Spitäler notwendige Verbesserungen äusserst willkürlich handhaben und auch wenig Bereitschaft zeigen, von sich aus an die Eltern heranzutreten und sie auf zusätzliche Möglichkeiten aufmerksam zu machen. So zeigt sich eine relative Enthaltsamkeit der Spitäler zur Vorbereitungsfrage. Ein Viertel der befragten Spitäler erachten sogar die Spitalvorbereitung von Kind und Eltern als nicht notwendig. Bei der Aufnahmeuntersuchung werden die Eltern nur von gut der Hälfte der Spitäler aufgefordert, bei ihrem Kind zu bleiben. Auch die Berücksichtigung der individuellen Bedürfnisse der Kinder, wie persönliche Kleidung, Sauberkeitsgewöhnung, Gestaltung des nächsten Raumes um das Bett herum, Beruhigungsmöglichkeiten bei Schlafstörungen u. a., erfolgt nur, wenn diese keinen zusätzlichen organisatorischen und personellen Aufwand erfordern.

Hingegen beziehen die meisten Spitäler die Eltern in die Pflege ihres Kindes mit ein. Auch die Angst der Kinder vor den Untersuchungen wird ernst genommen und durch Erklären des Vorganges angegangen. Die Eltern dürfen ihre Kinder bei schmerzhaften Untersuchungen jedoch nicht begleiten. Ebenso fordern nur wenige Spitäler die Eltern dazu auf, nach einer Operation bei ihrem Kind zu sein. Und es gibt auch immer noch Spitäler, die die Eltern nicht auf mögliche Verhaltensstörungen nach dem Spitalaufenthalt aufmerksam machen. Allgemein lässt sich allerdings feststellen, dass mehr Möglichkeiten angeboten werden, wenn die Eltern dies ausdrücklich wünschen. Grundsätzlich kann aus diesen Ergebnissen abgelesen werden, dass das hospitalisierte Kind und seine Familie meistens nur punktuelle Unterstützung erfahren, je nach den Gepflogenheiten des betreffenden Spitals.

Bei der Sichtung der bisher durchgeführten Untersuchungen ist mir zudem aufgefallen, dass das Schwergewicht der Verbesserungsvorschläge auf der Betreuung während des Spitalaufenthaltes liegt. So erstaunt es auch nicht, dass eine Spitalvorbereitung noch heute vielerorts als unnötig erachtet wird.

Die Entwicklung des Kindes im Vorschulalter

Zum Begriff Entwicklung

Die Entwicklungspsychologie beschäftigt sich mit der Beschreibung, der Erklärung, der Vorhersage und der Modifikation von Entwicklungsprozessen.[39] Dabei existieren innerhalb der Entwicklungspsychologie unterschiedliche Forschungsrichtungen, die jeweils von verschiedenen Menschenbildern und Konzepten der Entwicklung ausgehen. Dies hat zur Folge, dass zu mehr oder weniger gleichen Zeitpunkten sehr verschiedene Auffassungen über Entwicklung, Entwicklungsprozesse und Entwicklungsbedingungen anzutreffen sind. Charakteristisch für die Entwicklungspsychologie ist zudem, dass sie in einem ständigen Wandel begriffen ist. Gewisse alte Themen trifft man immer seltener an, dafür tauchen neue auf, sowie neue Forschungsfragen und neue Konzeptionen vom Wesen der Entwicklung.

Vor allem in den 70er Jahren ist in der Entwicklungspsychologie eine gewisse Aufbruchstimmung entstanden, die verschiedene Neuerungen nach sich gezogen hat, wie z.B. den ökologischen Ansatz, den stärkeren Einbezug von Entwicklungsbedingungen, die Lebensspannenperspektive und die Ansätze zu einer differentiellen Entwicklungspsychologie. Im Unterschied zur traditionellen Entwicklungspsychologie,

> «die den Begriff Entwicklung für den Typ der universellen, invarianten, irreversiblen, unidirektionalen, altersgebundenen Veränderung reserviert haben»[40],

---

[39] Vgl. Trautner, H.-M.: Modelle für die Erklärung von Entwicklungsprozessen. In: Silbereisen, R.K. und Montada, L. (Hrsg.).: Entwicklungspsychologie. Ein Handbuch in Schlüsselbegriffen. München: Urban und Schwarzenberg, 1983, 44–55.

[40] Montada, L.: Themen, Traditionen, Trends. In: Oerter, R. & Montada, L. (Hrsg.).: Entwicklungspsychologie. Ein Lehrbuch. München/Weinheim: Psychologie Verlags Union, 1987, 1–87, (59).

wird hervorgehoben, dass entwicklungsmässige Veränderungen von der Empfängnis bis zum Tod möglich sind, und nicht – wie bisher in den meisten älteren Lehrbüchern – nach der Adoleszenz aufhören. Zudem gewinnt die Einstellung, dass Entwicklung auch als Ergebnis einer Wechselwirkung zwischen Person und Umwelt verstanden werden muss, immer mehr an Bedeutung. Da sowohl Person wie Umwelt beeinflussbar und veränderbar sind, lassen sich somit kaum noch universelle Gesetzmässigkeiten nachweisen. Einzig im physiologischen, motorischen und kognitiven Bereich der Kindheit anerkennt JOCHEN BRANDTSTÄDTER,

> «dass zahlreiche Entwicklungsphänomene einen durchaus hohen Grad an empirischer Generalität aufweisen»[41].

HANS-MARTIN TRAUTNER[42] betont, wie wichtig es ist, sich nicht allein auf eine einzige Forschungsstrategie zu verlassen, sondern verschiedene Wege einzuschlagen, um brauchbare Ergebnisse zur Erklärung von Entwicklungsprozessen zu erhalten.

Der traditionelle Ansatz

Grundsätzlich lassen sich in der Entwicklungspsychologie vier verschiedene Theorien über die Entwicklung des Menschen unterscheiden. Angesprochen sind das endogenistische, das organismische, das mechanistische und das dialektische Modell.

Sowohl endogenistische wie organismische Erfahrungstheorien konzipieren Entwicklung als strukturellen, qualitativen Wandel und betonen die universellen Aspekte der entwicklungsmässigen Veränderungen. Sie vernachlässigen die interindividuellen Unterschiede und die Entwicklungsbedingungen. Alle Phasen- und Stadienlehren wie z.B. Eriksons Stadien der Ich-Entwicklung, die Sequenzen der geistigen Entwicklung bei

---

41 Brandtstädter, 1985a; zit. nach Ulich, 1987, 98.
42 Vgl. Trautner, 1983.

Jean Piaget, die Sequenzen des moralischen Urteils bei Lawrence Kohlberg und Sigmund Freuds Stadien der Libido-Entwicklung lassen sich hier zuordnen.

Endogenistische Theorien führen Entwicklung auf Reifung, das heisst auf die Entfaltung eines angelegten Plans des Werdens zurück. Nur ganz bestimmte äussere Einflüsse können in den sogenannten sensiblen Perioden Einfluss auf das genetische Entwicklungsprogramm nehmen. Spezifische Erfahrungen haben dann maximale positive oder negative Wirkungen und können zu dauerhaften Veränderungen, auch zu Schädigungen führen.

> «Normale Entwicklung wird nicht erklärt durch Einflüsse von aussen: Sie ist nicht das Explanandum, das durch äussere Einflüsse erklärt würde. Die Entwicklung selbst erklärt die Einflüsse von aussen: Sie ist Explanans, da spezifische äussere Faktoren nur bei bestimmtem Entwicklungsstand einwirken können.»[43]

Bei den organismischen Theorien wird Entwicklung als selbstkonstruktiver Prozess aufgefasst, der weder durch äussere Faktoren noch durch Reifungsfaktoren determinierbar ist. Diese Wirkursachen können die notwendigen Entwicklungsabfolgen nicht beeinflussen, sondern nur hemmen oder fördern. Ein Hauptvertreter dieser Richtung ist Jean Piaget, der die Entwicklung als Abfolge von Stadien konzipierte.

> «Dabei ist die Kernannahme, dass jedes Stadium auf dem vorausgehenden aufbaut, dieses voraussetzt und selbst eine Voraussetzung für das nächsthöhere darstellt. Entwicklung ist nicht eine beliebige, sondern eine sachlich wie logisch geordnete Folge von Konstruktionsschritten.»[44]

Es wird von der eigenen Aktivität des Individuums ausgegangen, das sich die Probleme in der ständigen Auseinandersetzung mit der Umwelt selbst sucht und reguliert. Diese Aktivität führt zum Aufbau von Erkenntnis, d.h. zum Aufbau von

---

43 Montada, 1987, 77.
44 Montada, 1987, 39.

kognitiven Schemata und Strukturen, mittels derer die Realität erfahren und handelnd auf sie eingewirkt wird. Eingriffe von aussen in den Entwicklungsprozess sind nicht möglich. Die Umwelt kann die Entwicklung nicht steuern, sie kann lediglich Angebote machen. Diese werden jedoch nur wirksam, wenn sie durch das Individuum eigenständig konstruktiv genutzt werden können. Die Umwelt hat somit nur die Aufgabe, zum jeweils gegebenen Entwicklungsstand angemessene Anregungen zu geben.

Die mechanistische Theorie vertritt genau die gegenteilige Auffassung. Ihr Hintergrund ist das behavioristische Menschenbild: Der Mensch wird durch die Umwelt zu dem, was er ist. Er ist hauptsächlich reaktiv, d.h. auf Umweltsituationen antwortend und diese widerspiegelnd. Entwicklung findet also nur durch Anstoss von aussen statt und je nach Einfluss kann sie unterschiedliche Richtungen annehmen. Da Entwicklung unter Kontrolle externer Variablen steht, werden konsequenterweise Eingriffe in den Entwicklungsablauf für möglich gehalten. Entwicklungsprozesse selbst werden kausal erklärt, indem aktuelles Verhalten auf gegenwärtige Stimulation und/oder auf die Lerngeschichte zurückgeführt wird.

> «Entwicklung stellt sich dar als die quantitative Anhäufung und Verknüpfung von Elementen, d. h. als die Schaffung und Konsolidierung von assoziativen Verknüpfungen zwischen Reizen und Reaktionen. Qualitative Veränderungen des Verhaltens gelten entweder als Epiphänomen oder aber reduzierbar auf elementare quantitative Veränderungen.»[45]

Eine Ergänzung der traditionellen Sichtweise bildet die dialektische Theorie. Ihre Kernannahme ist,

> «dass der Mensch und seine Umwelt ein Gesamtsystem bilden, und dass Mensch und Umwelt aktiv und in Veränderung begriffen sind. Die Aktivitäten und die Veränderungen beider Systemteile sind verschränkt. Die Veränderungen eines Teils führen zu Veränderungen auch anderer Teile und/oder des Gesamtsystems.»[46]

---

[45] Trautner, 1983, 51.
[46] Montada, 1987, 78.

Bei dieser Sichtweise ist der Mensch weder passiv einer Umwelt ausgesetzt, die ihn prägt und formt, noch konstruiert er ausschliesslich selbst und aktiv die Welt, während diese – selbst passiv – dem Menschen lediglich Angebote macht, ohne sich selbst zu verändern. Vielmehr verändern die Menschen die Umwelt durch ihre unablässigen Bemühungen, und die sich wandelnde Umwelt verändert wiederum den Menschen. Dadurch wird der Mensch selbst zum Gestalter seiner eigenen Entwicklung:

> «Er wird als erkennendes und selbstreflektierendes Wesen aufgefasst, das ein Bild von sich und seiner Umwelt hat und beides im Zuge der Auswertung neuer und vorausgehender Erfahrungen modifiziert.»[47]

Diese Theorie impliziert, dass es nicht mehr ausreichend ist, in einfachen Ursache-Wirkungs-Zusammenhängen zu denken, da sich die Wirklichkeit als zu komplex erweist, um ausschliesslich in Wenn-dann-Sätzen aufgelöst zu werden. Da bis heute methodische Ansätze noch fehlen, äussert sich das systemische Denken vorderhand in neuen Interpretationen bisheriger Forschungsergebnisse und in der Korrektur tradierter Einseitigkeiten.

So wird beispielsweise die Vorstellung, dass Entwicklung und Fehlentwicklung der Kinder durch Eltern und Erzieher verursacht werden, durch die Beachtung der von den Kindern ausgehenden Einflüsse auf Eltern und Erzieher ergänzt. Das Konzept der retroaktiven Sozialisation bezeichnet diesen Perspektivenwechsel. Obwohl dieses Konzept ebenfalls unidirektional ist, führt es doch zu einer neuen Betrachtung sozialer Systeme, in denen alle Partner interagieren und sich gegenseitig beeinflussen.

---

[47] Montada, 1987, 77.

Der ökologische Ansatz

Die ökologische Orientierung, aufbauend auf dem Interaktionismus, übt einen starken Einfluss auf die Entwicklungspsychologie der Gegenwart aus. URIE BRONFENBRENNER[48], ein Hauptvertreter dieser Richtung, entwirft eine Sicht menschlicher Entwicklung, die verschiedene Ansätze wie Feldtheorie, Lerntheorie, psychoanalytische Überlegungen und phänomenologische Perspektiven zu integrieren versucht. Sein ökologischer Ansatz stellt jedoch die sich mit der Entwicklung eines Menschen immer mehr ausweitenden und vertiefenden Wechselwirkungen zwischen dem Menschen und seiner Umwelt in den Mittelpunkt der Betrachtung:

> «Die Ökologie der menschlichen Entwicklung befasst sich mit der fortschreitenden gegenseitigen Anpassung zwischen dem aktiven, sich entwickelnden Menschen und den verschiedenen Eigenschaften seiner unmittelbaren Lebensbereiche. Dieser Prozess wird fortlaufend von den Beziehungen dieser Lebensbereiche untereinander und von grösseren Kontexten beeinflusst, in die sie eingebettet sind.»[49]

Der ökologische Ansatz betont konsequent die interaktiven Momente. Einerseits wird der Mensch von seiner Umwelt zu dem gemacht, was er im Moment darstellt, und andererseits erweitert der Mensch im Verlaufe seiner Entwicklung seinen Einfluss auf immer entferntere Bereiche seiner Umwelt. Dabei wird die Reichweite seines Einflusses geradezu als Gradmesser seiner Entwicklung angesehen. Menschliche Entwicklung ist somit das Ergebnis der Interaktionen zwischen dem wachsenden menschlichen Organismus und seiner Umwelt und findet während des ganzen Lebens statt.

---

[48] Vgl. Bronfenbrenner, U.: Die Ökologie der menschlichen Entwicklung. Stuttgart: Klett-Cotta, 1981.
[49] Bronfenbrenner, 1981, 37.

«Menschliche Entwicklung ist der Prozess, durch den die sich entwickelnde Person erweiterte, differenziertere und verlässlichere Vorstellungen über ihre Umwelt erwirbt. Dabei wird sie zu Aktivitäten und Tätigkeiten motiviert und befähigt, die es ihr ermöglichen, die Eigenschaften ihrer Umwelt zu erkennen und zu erhalten oder auf nach Form und Inhalt ähnlich komplexem oder komplexerem Niveau umzubilden.»[50]

Diese Definition enthält zwei neue Komponenten der Entwicklung:

1. Das Individuum kann sich nur entwickeln, wenn es mit neuen Umweltausschnitten konfrontiert wird und dadurch sein Wissen und Können auf die neuen Umweltbedingungen ausweitet.
2. Wendet sich das Individuum neuen Umweltausschnitten zu und verbindet sie mit bisherigen, so kommt es zur Ausweitung seines Horizontes, und Entwicklung findet statt. Entwicklungsfortschritt bedeutet somit Bewältigung neuer Umweltanforderungen durch den Erwerb entsprechender Kompetenzen.

Für dieses Fortbewegen in neue Umweltausschnitte verwendet Bronfenbrenner den Begriff des ökologischen Überganges.

«Ein ökologischer Übergang findet statt, wenn eine Person ihre Position in der ökologisch verstandenen Umwelt durch einen Wechsel ihrer Rolle, ihres Lebensbereichs oder beider verändert.»[51]

Solche ökologischen Übergänge, die einerseits Entwicklungsveränderungen erzeugen und andererseits von Entwicklungsveränderungen erzeugt werden, kommen das ganze Leben lang vor. Ein Teil dieser Übergänge markiert typische Abschnitte im Laufe des Lebens. Hierzu gehören Ereignisse wie der Eintritt in die Krippe, in den Kindergarten, in die Schule, in das Berufsleben sowie die Familiengründung, der Fortgang der Kinder aus dem Hause oder die Pensionierung. Diese Übergän-

---

[50] Bronfenbrenner, 1981, 44.
[51] Bronfenbrenner, 1981, 43.

ge geschehen als Folge biologischer Veränderungen und veränderter Umweltbedingungen. Sie können als Paradebeispiele für den Prozess der gegenseitigen Anpassung zwischen Organismus und Umgebung angesehen werden. Untersuchungen derartiger ökologischer Übergänge vermitteln nicht nur Kenntnisse über Prinzipien der Bewältigung neuer Lebensumwelten, sondern auch über charakteristische Entwicklungsverläufe.

Im folgenden möchte ich näher auf den Umweltbegriff von Bronfenbrenner eingehen. Grundsätzlich geht er davon aus,

> «dass die Umwelt für Verhalten und Entwicklung bedeutsam ist, wie sie wahrgenommen wird, und nicht, wie sie in der ‹objektiven› Realität sein könnte.»[52]

Auch betont er, dass nicht nur Dyaden oder Triaden für die Entwicklung bedeutsam sind, sondern in gleichem Ausmasse wirken grössere zwischenmenschliche Strukturen und deren Wechselwirkungen.

> «Aus ökologischer Perspektive umfasst die Umwelt mehr als die augenblickliche, direkt auf die sich entwickelnde Person einwirkende Situation mit Objekten, auf die sie reagiert, und Leuten, mit denen sie interagiert. Ebenso wichtig erscheinen uns die Verbindungen zwischen anderen im Lebensbereich anwesenden Personen, die Art dieser Verbindungen und der Einfluss, den sie über direkte Kontaktpersonen auf die sich entwickelnde Person ausüben.»[53]

Bronfenbrenner gliedert nun die Sozialisationsumwelt hierarchisch in vier strukturelle Bereiche, die als Mikro-, Meso-, Exo- und Makrosysteme bezeichnet werden. Jedes folgende System ist grösser und umfassender als das vorausgegangene.

Das Mikrosystem betrifft den unmittelbaren Lebensbereich, in dem das sich entwickelnde Individuum lebt und in dem direkte zwischenmenschliche Interaktionen stattfinden; Beispiele wären die Familie, innerhalb dieser auch Dyaden, Triaden oder grössere soziale Gebilde; der Kindergarten oder die Schule. Zu

---

[52] Bronfenbrenner, 1981, 20.
[53] Bronfenbrenner, 1981, 23.

einem Mikrosystem gehören immer auch die physikalischen und materiellen Bedingungen wie Wohnverhältnisse, materielle Armut oder eingeschränkte Handlungsmöglichkeiten.

Das Mesosystem besteht aus zwei oder mehr Lebensbereichen, an denen das sich entwickelnde Individuum sich aktiv beteiligt. Die Wechselbeziehungen zwischen den einzelnen Lebensbereichen (für ein Kind etwa die Beziehungen zwischen Elternhaus, Schule und Spielgefährten in der Nachbarschaft; für einen Erwachsenen diejenigen zwischen Familie, Arbeit und Bekanntenkreis) bilden ein eigenes für die Entwicklung bedeutendes System. Das Mesosystem wird also durch das Wechselwirkungsgefüge definiert, das zwischen Mikrosystemen besteht.

Das Exosystem umfasst einen oder auch mehrere Lebensbereiche, an denen das sich entwickelnde Individuum sich nicht selbst beteiligt, in denen aber Ereignisse stattfinden, die seinen Lebensbereich indirekt beeinflussen. Umgekehrt kann ein Exosystem auch durch das Individuum beeinflusst werden. Der Arbeitsplatz der Eltern oder die Schule der älteren Geschwister sind Beispiele für Exosysteme des Kindes im Vorschulalter.

Das Makrosystem ist das allen anderen übergeordnete System. Es umfasst kulturelle und subkulturelle Normen und Prinzipien, basierend auf den entsprechenden Ideologien und Weltanschauungen, und zielt somit auf Übereinstimmungen in Systemen niedriger Ordnung (Mikro-, Meso- und Exosystem) ab. Das Schulsystem in der Schweiz und in Grossbritannien ist beispielsweise sehr unterschiedlich aufgebaut und die Beziehungen zwischen Elternhaus und Schule gestalten sich in beiden Ländern verschieden. Auch das Gesundheitssystem und die Vorsorgeprogramme für Kleinkinder unterscheiden sich sehr. Beiden Systemen gemeinsam ist allerdings das Strukturmerkmal, dass Personen aus unterprivilegierten Schichten – aus verschiedenen Gründen – der Zugang zu Vorsorgeeinrichtungen erschwert ist.

Auf den ersten Blick erscheint Bronfenbrenners Einteilung ökologischer Systeme einleuchtend und vielversprechend, bei näherer Betrachtung kristallisieren sich jedoch gewisse Mängel heraus, die von Bedeutung sind.

> «So fehlen vor allem die grösseren Organisationsformen, wie die Verwaltungsorganisationen von Gemeinde, Landkreis, Regierungsbezirk usw., es fehlt die Unterscheidung von Kleinbetrieb versus Grossbetrieb als Systeme [...], weiterhin die mehr oder minder strukturierten Zwischenformen wie Wohnquartier [...] und Stadtstruktur [...]. Das Makrosystem ist mit den übrigen Systemen kaum vergleichbar, da es die durchgreifende universelle Wirkung der Kultur meint, wobei die Definitionsmerkmale von ‹System› nur schwer auszumachen sind.»[54]

Ein weiterer Nachteil dieser Umweltkonzeption ist, dass sie für einen empirischen Ansatz zu komplex ist. So existiert noch kein einziger Versuch, auch nicht von Bronfenbrenner selbst, empirische Untersuchungen auf der Grundlage des Gesamtmodells vorzunehmen.

> «Es besitzt wohl eher einen heuristischen Wert, indem es die Auswahl spezifischer Fragestellungen leitet und wiederum die Einordnung einzelner Ergebnisse in einen grösseren Kontext gestattet.»[55]

Überlegungen

Der Gedanke, den menschlichen Lebenslauf zu gliedern, ist älter als die wissenschaftliche Entwicklungspsychologie selbst. Seit der Antike sind in grosser Zahl Versuche bekannt, die Biographie nach Stadien oder Abschnitten zu gliedern. So finden sich verschiedene Aufteilungen in Sieben-Jahres-Einheiten oder in sieben Stadien. Dabei fällt allerdings auf, dass relativ willkürlich bestimmten Einzelereignissen im menschlichen Leben die Bedeutung von Markierungen zugesprochen wird, um die Sie-

---

[54] Oerter, R.: Der ökologische Ansatz. In: Oerter, R. und Montada, L. (Hrsg.).: Entwicklungspsychologie. Ein Lehrbuch. München/Weinheim: Psychologie Verlags Union, 1987^{2}, 87–131, (93).

[55] Schmidt-Denter, U.: Die soziale Umwelt des Kindes. Berlin: Springer Verlag, 1984, 26.

ben-Jahres-Intervalle bilden zu können. Es handelt sich somit also nicht um generelle, tatsächlich im Leben auftretende Übergangsperioden, sondern vielmehr um einen

> «aus der Kosmologie bzw. Astrologie entlehnten, also auf populär einleuchtende Argumente gestützten Entwurf einer Lebensordnung»[56].

So erstaunt es auch nicht, dass die angedeuteten Veränderungsprozesse weder beschrieben noch erklärt wurden. Ähnlich verhält es sich diesbezüglich mit den bekannten Stufenmodellen der Kinderpsychologie und der frühen Entwicklungspsychologie. Auch sie richten ihr Augenmerk hauptsächlich auf die zwischen den einzelnen Einschnitten liegenden, relativ statisch gesehenen Entwicklungsabschnitte, und befassen sich weniger mit dem Prozess des Überganges selbst. Die Fragen nach den Auslösern des Weiterganges von einer Stufe zur nächsten und nach Erklärungen des Überganges werden nur sekundär erkennbar. Demgegenüber betont das Konzept des Überganges im ökologischen Ansatz unmittelbar den Veränderungsprozess. Vor allem intensive, krisen- oder konflikthaft erlebte Übergänge bieten eine Chance zur Erfassung des Verlaufs des Prozesses und der Einflussfaktoren auf das Veränderungsgeschehen. Von daher erklärt sich wohl die in jüngerer Zeit vermehrte Untersuchung von Übergängen, von kritischen Lebensereignissen oder von belastenden Einflüssen auf die Entwicklung. Bei diesen Forschungsrichtungen stellt sich allerdings die Frage, inwieweit die unter Belastung ablaufenden Entwicklungsprozesse mit dem normalen Entwicklungsgeschehen gleichgesetzt werden können. Dennoch wird in solchen Perioden der beschleunigten und durch grösseren Umbruch gekennzeichneten Entwicklung der Blick auf das dynamische Geschehen gelenkt. Damit wird einer prozessorientierten Konzeption von Entwicklung Vor-

---

56 Rosenmayr, 1978; zit. nach Olbrich, E.: Normative Übergänge im menschlichen Lebenslauf: Entwicklungskrisen oder Herausforderung? In: Filipp, S.-H. (Hrsg.): Kritische Lebensereignisse. München: Urban & Schwarzenberg, 1981, 123–138, (124).

schub geleistet und jene statische Interpretation zurückgedrängt, in der nur noch aus Differenzen zwischen den Verhaltensmerkmalen verschiedener Stufen Entwicklung erschlossen wird.

Auch wenn ich die Impulse aus der Ereignisforschung begrüsse und sie mir wichtige Hinweise bezüglich des Spitaleintrittes für das Kind vermitteln, teile ich die Ansicht von Montada, dass das Bedürfnis nach einer generellen Orientierung über Phasen des Lebenslaufes – wie ihn die traditionellen Ansätze liefern – nicht geleugnet oder als unsinnig zurückgewiesen werden können.

> «Natürlich gibt es allgemeine Unterschiede zwischen den Epochen des Lebens; natürlich bleibt es auch künftig wichtig zu wissen, was man von einem Säugling, einem Schulkind, einem Jugendlichen oder einem Greis zu erwarten hat, welche Anforderungen in welchen Phasen angemessen sind, wann Schutz oder Schonung geboten ist.»[57]

So stellt auch Bronfenbrenner fest,

> «dass zwar Entwicklung nicht mehr grundsätzlich ohne Kontext, aber sehr häufig ‹Kontext ohne Entwicklung› untersucht, dass also die Präzisierung der ‹eigentlichen› Entwicklungsprozesse vernachlässigt würde. Es sei ein paradoxes Faktum, dass die Verbesserung der Forschung zu der Frage, wie Personen und Umwelten den Entwicklungsverlauf beeinflussen, nicht notwendigerweise auch unseres Verständnis derjenigen Veränderungen erhöht hat, die sich – als ‹Entwicklung› – in der psychischen Struktur des Individuums ereignen.»[58]

Paul B. Baltes und Doris Sowarka[59] versuchen mit einem heuristischen Modell eine Brücke zwischen den beiden gegensätzlichen Polen zu schlagen. So ist es ihnen ein Anliegen, nicht

---

[57] Montada, L.: Kritische Lebensereignisse im Brennpunkt. Eine Entwicklungsaufgabe für die Entwicklungspsychologie? In: Filipp, S.-H. (Hrsg.): Kritische Lebensereignisse. München: Urban & Schwarzenberg, 1981, 272–292, (278).

[58] Bronfenbrenner, 1986; zit. nach Ulich, 1987, 84.

[59] Vgl. Baltes, P.B. und Sowarka, D.: Entwicklungspsychologie und Entwicklungsbegriff. In: Silbereisen, R.K. und Montada, L. (Hrsg.): Entwicklungspsychologie. Ein Handbuch in Schlüsselbegriffen. München: Urban und Schwarzenberg, 1983, 11–21.

nur einzelne Entwicklungsfaktoren, sondern auch das Gesamtfeld der Einflusssysteme und der Entwicklungsdynamik zu vermitteln, die bei ontogenetischen Prozessen eine Rolle spielen können. Dabei unterscheiden sie drei Einflusssysteme (Entwicklungssysteme), die untereinander interagieren und die auf den Verlauf lebenslanger Entwicklungsprozesse einwirken:

1. Normativ altersbezogene Entwicklungssysteme bezeichnen solche Determinanten, die eine hohe Korrelation mit dem chronologischen Alter aufweisen. Das bedeutet, dass die Entwicklungsprozesse in erster Linie aus dem Zusammenspiel der «altersbezogenen Struktur des Organismus und der in der Gesellschaft vorgegebenen sozialen Strukturierung des Lebenslaufs»[60] entstehen.

2. Normativ kulturwandelbezogene Entwicklungssysteme umfassen solche Faktoren, die zeitlich mit Art und Verlauf der Geschichte und gesellschaftlichem Wandel zusammenhängen. Beispiele hierfür sind Wirtschaftskrisen, Krieg und Modernisierung.

3. Nicht-normative Entwicklungssysteme betreffen diejenigen Einflusskomponenten, die für den Verlauf von Entwicklungsprozessen entscheidend sind, aber eher einen einmaligen Charakter bezüglich Auftreten und Konstellation haben. Darunter fallen alle Lebensereignisse wie Lotteriegewinn, Scheidung, früher Tod der Eltern oder Krankheit.

Jedes dieser drei Einflusssysteme enthält sowohl biologische wie ökologische Grunddeterminanten, die sich durch wechselseitige Beeinflussung über die Zeit hinweg selbst verändern können. Zudem betont die vorgegebene Entwicklungsdynamik, dass das sich entwickelnde Individuum handelnd in die Gestaltung des Entwicklungssystem eingreift. Die beiden Autoren

---

60 Baltes und Sowarka, 1983, 20.

heben hervor, dass die Suche nach Erklärungsmechanismen innerhalb dieses vorgegebenen Konzeptes stattfinden muss, wenn man einseitige Ansätze verhindern will.

Meines Erachtens stellt dieses heuristische Modell eine gute Ausgangsbasis dar, um sowohl allgemeine wie auch differentielle Entwicklungsverläufe zu beschreiben und zu erklären. Allerdings teile ich die Ansicht von H.-M. TRAUTNER, dass

> «es nur in wenigen Fällen möglich sein wird, die notwendigen Bedingungen für Entwicklung aufzudecken»[61],

und dass

> «man auch die Komplexität der Bedingungszusammenhänge immer nur annähernd in den Griff bekommen können wird»[62].

Entwicklungsbedingungen

Die Auseinandersetzung mit Entwicklungsbedingungen soll dazu beitragen, spätere Entwicklungsverläufe frühzeitig vorhersagen zu können. Verlässliche Prognosen würden bei verschiedenen Entscheidungen – wie z.B. rechtzeitige Einleitung präventiver Massnahmen bei drohender Fehlentwicklung – hilfreich sein.

> «Ohne Vorhersagen von Entwicklungsverläufen, drohenden Störungen oder ‹spontanen› Remissionen (Besserungen) fehlt einer Entscheidung die rationale Grundlage: Eine Massnahme mag dringend geboten oder überflüssig sein, wir wissen es nicht.»[63]

Trotz einer grossen Auswahl an Theorien und an empirischem Datenmaterial hat sich die Hoffnung der traditionellen Entwicklungspsychologie auf allgemeine Vorhersagbarkeit der Entwicklung nicht erfüllt. Verschiedene Gründe werden dafür

---

[61] Trautner, 1983, 54.
[62] Trautner, 1983, 54.
[63] Montada, 19872, 9.

verantwortlich gemacht: einseitige deterministische Sichtweise, allgemeingültige Gesetzmässigkeiten im Zentrum des Blickfeldes und dadurch Vernachlässigung differentieller Entwicklungsverläufe, fehlender Bezug auf konkrete Gegenwartsprobleme, Vernachlässigung der Auswirkungen von Veränderungen der Lebenslage, fehlende ökologische Validität, nur einzelne längsschnittliche und keine prospektiven Untersuchungen sowie keine Interventionsstudien sondern ausschliesslich deskriptive Studien.[64]

Nach MONTADA[65] kann die Prognose grundsätzlich treffsicherer werden, wenn Informationen über anlagemässige, sozioökologische, ereignismässige und personale Entwicklungsbedingungen und deren Wechselwirkungen berücksichtigt werden. Nimmt man z.B. die IQ-Entwicklung zwischen dem Grundschul- und dem Erwachsenenalter, weiss man heute, dass die Stabilität relativ hoch ist. Die Bedingungen für diese Kontinuität kennen wir nicht. Möglicherweise hängt die hohe Stabilität mit einer gleichbleibenden Umwelt zusammen. Die Frage, bei welchen Umweltveränderungen in welchen Entwicklungsperioden die Stabilität erhalten bleibt und bei welchen sie geringer wird, muss erst noch geklärt werden.

> «Geht man allerdings von der Annahme einer Plastizität der Entwicklung während des ganzen Lebens und einer ständigen Interaktion zwischen den sich entwickelnden Individuen und ihrer wechselnden und sich ständig ändernden sozialen und materialen Umwelt aus, dann wird man keine unrealistisch hohen Erwartungen bezüglich der Treffsicherheit von Prognosen hegen.»[66]

---

64 Vgl. Bronfenbrenner, 1981; Schmidt-Denter, 1984; Montada, 19872; Ulich, 1987.

65 Vgl. Montada, 19872.

66 Montada, L.: Systematik der angewandten Entwicklungspsychologie: Probleme der Praxis, Beiträge der Forschung. In: Oerter, R. und Montada, L. (Hrsg.): Entwicklungspsychologie. Ein Lehrbuch. München/Weinheim: Psychologie Verlags Union, 1987², 769–788, (773f.).

Risiko- und Schutzfaktoren

Innerhalb der allgemeinen Bedingungsanalyse gibt es Forschungen, die sich mit Risiko- und Schutzfaktoren im Hinblick auf Entwicklung und Fehlentwicklung beschäftigen. Diese beiden Begriffe stammen ursprünglich aus der Gesundheitspsychologie. Die wohl einflussreichste Theorie der Gesundheit stammt von AARON ANTONOVSKY[67]. Er beschreibt Gesundheit als eine dynamische Interaktion zwischen zahlreichen belastenden und schützenden Faktoren. Das veränderliche und beeinflussbare Verhältnis zwischen den Risiko- und Schutzfaktoren bestimmt das Gesundheitsniveau. Risiko- und Schutzfaktoren können sowohl innerhalb wie ausserhalb der Person liegen. Gesundheit oder Krankheit ist das Ergebnis der Auseindersetzungen mit Belastungen, wobei bei diesen Auseinandersetzungen sowohl der Kontext wie auch die Biographie der Person eine Rolle spielen. Antonovsky setzt sich vor allem mit der Frage auseinander, warum der eine trotz gefährdender Umstände gesund bleibt, der andere hingegen krank wird.

Da Entwicklung immer ein Aspekt von Gesundheit ist[68], ist es wichtig, eine möglichst genaue Kenntnis über potentielle Risiko- und Schutzfaktoren zu besitzen, um sowohl aktuelle Gefährdungen wie auch aktuelle Entwicklungsprozesse besser verstehen zu können. Schliesslich beeinflussen

> «diese (die Risiko- und Schutzfaktoren, Anm. d. V.) die Wahrscheinlichkeit von Störungen wie auch die Wahrscheinlichkeit von Gesundheit und in diesem Sinne auch die Entwicklung»[69].

Risikoforschung war gerade im Bereich der Frühentwicklung in den letzten Jahren ein sehr beliebtes Forschungsgebiet und hat zur Differenzierung der Entwicklungsmodelle, aber

---

[67] Vgl. Antonovsky, A.: Health, stress and coping. San Francisco: Jossey-Bass Publishers, 1979.
[68] Vgl. Ulich, 1987.
[69] Ulich, 1987, 167f.

auch zu spezifischen Erkenntnissen geführt. Die wesentlichen Erkenntnisse aus den bisher vorliegenden empirischen Befunden sind die folgenden[70]:

- Die meisten Risikofaktoren beeinträchtigen die Entwicklung nur vorübergehend.
- Umwelteinflüsse, welche die kindliche Entwicklung sehr lange begleiten, auch weniger ausgeprägte, haben letztendlich stärkere Wirkungen als manche biologische Faktoren.
- Die Anzahl der Risiken ist im allgemeinen bedeutender als die spezifische Art der Risiken. Daraus entstand das Konzept des «verwundbaren Kindes».

Einige Beispiele neuerer entwicklungspsychologischer Längsschnittuntersuchungen sollen diese allgemeinen Befunde illustrieren.

Eine der ersten und wichtigsten Untersuchungen ist die Studie von Lois B. Murphy und Alice E. Moriarty (1976)[71] über «Verletzbarkeit, Bewältigung und Wachstum». Den Forscherinnen ging es darum, herauszufinden, welche Strategien die Kinder im Umgang mit Problemen entwickelten, und wie sich diese Strategien auf die Entwicklung auswirkten. Sie untersuchten 32 Kinder ohne körperliche und seelische Schäden aus amerikanischen Mittelklassefamilien im Alter zwischen 4 und 32 Monaten, im Vorschulalter, im Schulalter und in der Adoleszenz.

Dabei stellten sie fest, dass es grosse interindividuelle Unterschiede in der Ausbildung von Bewältigungsstrategien und -kompetenzen gab, und dass diese alle entwicklungsfördernd waren, obwohl bei vielen Kindern zu unterschiedlichen Zeitpunkten der Entwicklung spezifische Verletzbarkeiten auftraten. Unter «Verletzbarkeit» verstehen die Forscherinnen eine

---

70 Vgl. Rauh, H.: Diagnostik und Beratung in der frühkindlichen Entwicklung. In: Brandtstädter, J. und Gräser, H. (Hrsg.): Entwicklungsberatung unter dem Aspekt der Lebensspanne. Göttingen: Hofgrefe, 1985, 44–65.

71 Vgl. Ulich, 1987.

Empfänglichkeit für Beeinträchtigungen im kognitiven, emotionalen und motorischen Bereich, sobald das Kind unter Belastung gerät. Alle Kinder scheinen zumindest zeitweise in dieser Hinsicht verletzbar, ohne dass dies zu Fehlentwicklung führen müsste. Eine diesbezügliche Anfälligkeit kann erhöht werden durch ein in verschiedenen Funktionsbereichen ungleiches Entwicklungstempo, extreme Sensibilität, Auffälligkeiten im Körperbau und Temperament. Hingegen können Merkmale der Mutter-Kind-Interaktionen schützend wirken, wenn das kindliche und das mütterliche Temperament zusammenpassen, die Mutter die Wünsche des Kindes nach Selbständigkeit achtet und Freude am Kind hat. Wichtig für eine gesunde Entwicklung scheint zudem die Fähigkeit des Kindes zum «strategischen Rückzug» und zur Kontrolle externer Reizeinwirkungen zu sein. Dabei wechseln sich Phasen der Ruhe mit Phasen des gesteigerten Explorierens ab. Das Kind sollte die Möglichkeit zum zeitweisen Rückzug, zur «Regression» haben. In der Regel sind diese Phasen vorübergehend, also kein Beginn von Fehlentwicklung; das Kind erholt sich wieder und gewinnt sein Gleichgewicht und seine Handlungsfähigkeit zurück.

Zusammenfassend kann gesagt werden, dass die Fähigkeit der Kinder, selbstschützende, präventive und kompensatorische Massnahmen zu entwickeln, bei der Bewältigung von Belastungen hilfreich ist und sich positiv auf die gesunde seelische Entwicklung auswirkt.

In der Studie von Emmy E. Werner und Ruth S. Smith (1982; Werner 1985)[72] wird der Frage nachgegangen, wie sich Kinder auch unter schwierigsten Bedingungen entwickeln können. Dabei wurden Risikokinder mit Risikokindern im Hinblick darauf verglichen, welche Kinder aus welchen Gründen besser mit aussergewöhnlichen Belastungen zurechtkamen (insbesondere Armut, perinatale Belastungen, ein Elternteil psychotisch). Die Forscherinnen setzten sich zwei Jahrzehnte lang mit

[72] Vgl. Ulich, 1987.

den Entwicklungsbedingungen und Entwicklungen der Geburtskohorte Jahrgang 1955 auf einer Insel des Hawai-Archipels auseinander. Die meisten der 698 Kinder stammten aus Familien der unteren sozialen Schicht. Etwa 10% der gesamten Gruppe entwickelten trotz widriger Umstände keine anhaltenden Lernprobleme oder psychische Störungen, sondern wurden kompetente und autonome junge Erwachsene.

Die Ergebnisse der Studie waren folgende:

1. Risikofaktoren zum Zeitpunkt der Geburt prädeterminierten noch keine Fehlentwicklung, wenn sie in geringer Zahl auftraten. Die erfassten Faktoren waren: chronische Armut, geringer Bildungsstand der Mutter, mässige bis schwere perinatale Komplikationen, entwicklungsmässige Verzögerungen und Unregelmässigkeiten, genetische Abnormalität, psychische Störungen der Eltern.

2. Dauerbelastungen und kritische Lebensereignisse erhöhten die Verletzbarkeit und das Risiko für das Entstehen anhaltender Probleme. Beispiele: Scheidung, Umzug, Schulwechsel, schwere Krankheit, lange Trennung von der primären Bezugsperson im ersten Lebensjahr, Abwesenheit des Vaters.

3. Protektive Faktoren im Kind und in seiner Umwelt verminderten das Risiko einer Fehlentwicklung. Beispiele auf der Seite des Kindes: Die Fähigkeit, die Aufmerksamkeit zu fokussieren und die Impulse zu kontrollieren, ein positives Selbstkonzept, Selbstvertrauen, eine positive soziale Orientierung. Beispiele auf der Seite der Umwelt: zusätzliche Versorgungspersonen neben der Mutter, Strukturen und Regeln in der Familie, gute Freunde in der Gleichaltrigengruppe, Berufstätigkeit der Mutter (nur mit Einschränkung).

Je nach dem Verhältnis der Risikofaktoren, der zusätzlichen Stressoren (z.B. Lebensereignisse) und der protektiven Faktoren kommt es zur gesunden oder zu Fehlentwicklung. Die Forscherinnen ziehen zudem folgende verallgemeinernde Schlussfolgerung: Entscheidend für die Entwicklung ist das Ausmass, in dem es den Kindern gelingt, positive Reaktionen in ihrer Umwelt hervorzurufen.

Einen anderen Zugang wählte MICHAEL RUTTER (1978)[73], indem er in der Literatur nach Faktoren suchte, die Trennung und Bindung in der frühen Kindheit beeinflussen. Die Befunde verschiedener Studien zusammennehmend, kristallisierten sich sechs Kriterien einer angemessenen Betreuung heraus:

1. Die liebevolle Beziehung zwischen Mutter und Kind: Bei fehlender Gefühlswärme in der Familie kommt es beim Kind eher zu psychischer Fehlentwicklung; dabei spielt die Gefühlswärme in der Beziehung der Eltern und in der Vater-Kind-Beziehung eine ebenso wichtige Rolle wie diejenige in der Mutter-Kind-Beziehung. Gefühlswärme ist folglich zwar ein unerlässlicher Bestandteil der mütterlichen Zuwendung, aber nicht ausschliesslich auf diese beschränkt.

2. Die positive Gefühlsbindung: Die meisten Kinder entwickeln eine starke Gefühlsbindung an ihre Eltern (attachment). Allerdings bestehen grosse individuelle Unterschiede hinsichtlich der Intensität dieser Gefühlsbindungen und ihrer Verteilung auf bestimmte Objekte. Kindliche Gefühlsbindungen können auch mehreren Personen gelten; der Schwerpunkt muss nicht immer in der Beziehung zur Mutter liegen. Da die positive Gefühlsbindung ein wichtiger Faktor für die kindliche Entwicklung ist, stellt sich die Frage nach deren Entwicklungsbedingungen. Darüber gibt es wenig Tatsachenmaterial, jedoch viele Theorien. Ein Beispiel: Ein und dieselbe Person muss über längere Zeit hinweg Kontakt mit dem Kinde haben, dabei gilt der Grundsatz «Qualität kommt vor Quantität»; die Sensibilität der Bezugsperson gegenüber den spezifischen Bedürfnissen des Kindes ist ausschlaggebend;

[73] Rutter, M.: Bindung und Trennung in der frühen Kindheit: Forschungsergebnisse zur Mutterdeprivation. München: Juventa Verlag, 1978.

spezifische Eigenschaften des Kindes selbst; wechselseitige Interaktionen, wobei der inhaltliche Aspekt weitgehend irrelevant zu sein scheint.

3. Eine ungebrochene Beziehung: Vorübergehende Trennungen müssen nicht unbedingt schädlich sein. Ausschlaggebend sind die jeweiligen Umstände der Trennung und das Alter des Kindes.

4. Eine stimulierende Interaktion: Obwohl ein bestimmtes Mass der Interaktionshäufigkeit nicht unterschritten werden sollte, wird die Entwicklungsförderung des Kindes weniger durch die Quantität der Interaktionen als vielmehr durch ihre Qualität bestimmt, nämlich durch die Art der gezeigten Zuneigung, den Anregungsgehalt der Stimuli und die gefühlsmässige Beziehung des Kindes. Eine stimulierende Interaktion wirkt sich vor allem auf die Sprach- und Intelligenzentwicklung aus.

5. Die Beziehung des Kindes zu einer einzigen Bezugsperson: Die Betreuung durch mehrere Bezugspersonen ist von der Qualität der gebotenen «mütterlichen» Zuwendung und von der Kontinuität der zusätzlichen Betreuungspersonen abhängig.

6. Die Betreuung des Kindes in der eigenen Familie: «Ein schlechtes Elternhaus ist immer noch besser als das beste Kinderheim» lässt sich wissenschaftlich nicht untermauern. Dennoch ist die Betreuung des Kindes in einem durchschnittlichen Heim qualitativ und quantitativ zweifellos viel schlechter als in der Durchschnittsfamilie. Selbst in den besten Heimen ist die Betreuung oft schlechter als in Durchschnittsfamilien, wenn auch eindeutig besser als in schwerstgestörten Familienverhältnissen.

Zusammenfassend stellt Rutter fest, dass die früheren Untersuchungen die Mutter-Kind-Beziehung mystifizierten und dadurch die Trennung des Kindes von der Mutter zu stark dramatisierten.

Nach HELLGARD RAUH[74] ist die Analyse von Risikofaktoren eine wesentliche Voraussetzung, um mögliche Bedingungen für Entwicklungsprobleme zu korrigieren und um präventive Massnahmen treffen zu können.

Das Modell von Urie Bronfenbrenner

Wie wir bereits im Kapitel «Risiko- und Schutzfaktoren» (Seite 55) erfahren haben, geht Bronfenbrenner[75] davon aus, dass jeder Mensch in eine komplexe, ineinandergeschachtelte Struktur von Wechselwirkungen eingebettet ist, die je nach Konstellation eine Entwicklung fördern oder hemmen kann. Mit Hilfe von bereits vorhandenem empirischem Material versucht Bronfenbrenner Hypothesen aufzustellen, die die entwicklungsfördernden Momente in den einzelnen Systemen näher beschreiben.

Entwicklungsbedingungen auf der Stufe des Mikrosystems

In diesem System sind die wichtigsten Elemente für die Entwicklung molare Tätigkeit, Beziehung und Rolle.

Die Definition von molarer Tätigkeit lautet:

> «Eine molare Tätigkeit oder Aktivität ist ein über eine gewisse Zeit fortgesetztes Verhalten, das sein eigenes Beharrungsvermögen besitzt und von dem am Lebensbereich Beteiligten als bedeutungsvoll oder absichtsvoll wahrgenommen wird.»[76]

Eine molare Tätigkeit ist also nicht das Ergebnis eines Augenblicks, sondern weist eine Zeitperspektive und eine Zielstruktur auf. Molare Tätigkeiten sind noch in anderer Hinsicht von Bedeutung. Werden sie von anderen im Lebensbereich An-

---

[74] Vgl. Rauh, 1985.
[75] Vgl. Bronfenbrenner, 1981.
[76] Bronfenbrenner, 1981, 60.

wesenden gezeigt, so bilden sie die Hauptquelle direkter Einwirkungen der unmittelbaren Umwelt auf das psychische Wachstum; werden sie von der sich entwickelnden Person gezeigt, lassen sich Stand und Ausmass ihres psychischen Wachstums erkennen. Aufgrund dieser Erkenntnis stellt Bronfenbrenner folgende Hypothese auf:

> «Die Entwicklung der Person ist abhängig von der intellektuellen Vielfalt und der strukturellen Komplexität der molaren Tätigkeiten anderer Personen. Diese werden Teil des psychologischen Feldes der Person, deren Aufmerksamkeit sie erregen oder sie zu gemeinsamer Tätigkeit heranziehen.»[77]

Die molaren Tätigkeiten haben in der menschlichen Entwicklung mehrere Funktionen, da sie sowohl Ursache wie Kontext oder Folge psychischen Wachstums sein können. Dadurch sind sie für die Entwicklung von grosser Bedeutung.

Bevor ich mich dem wichtigsten Element des Mikrosystems und der Entwicklung überhaupt, der Dyade zuwende, gehe ich kurz auf die menschliche Beziehung ein. Diese ist mit der Dyade eng verknüpft. Bronfenbrenner umschreibt eine Beziehung folgendermassen:

> «Eine Beziehung besteht, wenn eine Person innerhalb eines Lebensbereichs die Aktivitäten einer anderen aufmerksam verfolgt oder sich an ihnen beteiligt.»[78]

Die Beziehung zwischen zwei Menschen wird als Grundvoraussetzung für die Bildung und das Funktionieren einer Dyade angesehen. Ohne Beziehung gibt es keine Dyade. Die Dyade, das Zweipersonensystem, stellt eine der Grundeinheiten auf der elementarsten Ebene ökologischer Betrachtung menschlicher Entwicklung dar. Besteht eine reziproke Beziehung, ist die minimale Bedingung für die Existenz einer Dyade gegeben. Bronfenbrenner unterscheidet verschiedene Dyaden, je nach

[77] Bronfenbrenner, 1981, 71.
[78] Bronfenbrenner, 1981, 71.

Art und Intensität der Beziehung der beiden Systempartner. Beobachtungsdyaden können leicht zu Dyaden gemeinsamer Tätigkeit umgebildet werden. Wer miteinander arbeitet, wird wahrscheinlich differenziertere und dauerhaftere Gefühle füreinander entwickeln. Auf diese Weise entstehen sogenannte Primärdyaden. Folgende Hypothese unterstreicht das entwicklungsfördernde Potential der Dyaden:

> «Lernen und Entwicklung werden begünstigt, wenn die in Entwicklung begriffene Person sich mit jemandem, zu dem sie eine starke und dauerhafte Beziehung gebildet hat, an fortschreitend komplexeren Mustern wechselseitiger Tätigkeit beteiligt und sich das Kräfteverhältnis allmählich zu ihren Gunsten verschiebt.»[79]

Dyaden, die diese Eigenschaften aufweisen, werden als Entwicklungsdyaden bezeichnet. Es erübrigt sich, die motivierende Kraft und damit die langfristigen Entwicklungseffekte der Dyaden weiter zu erläutern. Auch erweiterten Systemen – wie Triaden, Tetraden und grösseren Strukturen – wird die gleiche Bedeutung für die Entwicklung zugeschrieben.

Auch beim Rollenverständnis geht Bronfenbrenner von der Wechselseitigkeit aus:

> «Eine Rolle ist ein Satz von Aktivitäten und Beziehungen, die von einer Person in einer bestimmten Gesellschaftsstellung und von anderen ihr gegenüber erwartet werden.»[80]

Rollenerwartungen wirken sich somit auf die Wahrnehmung, das Verhalten und die Beziehungsmuster aus. Dabei verstärken sie sich, wenn die Rolle Teil der hergebrachten Gesellschaftsstruktur ist und in der Kultur oder Subkultur Übereinstimmung über die mit ihr verbundenen Erwartungen herrscht. Den bereits an früherer Stelle beschriebenen «ökologischen Übergang» kann man auch als eine Art des Rollenwandels verstehen. Es bestehen kaum Zweifel, dass solche Rollen-

---

[79] Bronfenbrenner, 1981, 75.
[80] Bronfenbrenner, 1981, 97.

übergänge ausgeprägte Verhaltensänderungen zur Folge haben können. Rollen und Rollenwandel sind für die Entwicklung sehr einflussreich.

> «Die menschliche Entwicklung wird durch die Interaktion mit Personen, die mehrere verschiedene Rollen innehaben, und durch ein eigenes, ständig wechselndes Rollenrepertoire gefördert.»[81]

Entwicklungsbedingungen auf der Stufe des Mesosystems

Während im Mikrosystem Dyaden, Rollenübernahmen und molare Tätigkeiten innerhalb einzelner Lebensbereiche auftreten, überbrücken diese Prozesse im Mesosystem die Grenzen der Lebensbereiche. Es wird davon ausgegangen, dass die Anzahl der Lebensbereiche, an denen eine sich entwickelnde Person aktiv teilnimmt, von Kindheit an zunimmt. Somit erweitert sich ihr soziales Netzwerk dementsprechend. Dabei wird die Entwicklung um so mehr gefördert, je mehr sich die einzelnen Lebensbereiche strukturell und kulturell voneinander unterscheiden. Jeder Eintritt in einen neuen Lebensbereich stellt einen ökologischen Übergang dar. Stellt die sich entwickelnde Person die Verbindung zu einem anderen Lebensbereich her, sprechen wir von Primärverbindungen. Zum Beispiel: Petra tritt ins Spital ein. Nehmen noch andere Personen am bestehenden und am neu hinzugekommenen Lebensbereich teil – Petras Mutter besucht sie im Spital –, sprechen wir von ergänzenden Verbindungen.

Entwicklungsfördernde Faktoren zur optimalen Herstellung und Erhaltung der primären und ergänzenden Verbindungen sind[82]:

- wenn das Individuum den ersten Übergang in den neuen Lebensbereich nicht alleine vollziehen muss, sondern von einer

[81] Bronfenbrenner, 1981, 115.
[82] Vgl. Bronfenbrenner, 1981.

Person begleitet wird, mit der sie in früheren Lebensbereichen verbunden war;

- wenn die Rollenanforderungen in den verschiedenen Lebensbereichen miteinander vereinbar sind;
- wenn neue Dyaden mit gemeinsamer Tätigkeit gebildet werden;
- wenn kontextübergreifende Dyaden stattfinden; d.h. wenn sich nicht nur eine einzelne Person an Tätigkeiten in mehr als einem Lebensbereich beteiligt, sondern Dyadenpartner dies gemeinsam tun;
- wenn ergänzende Verbindungen existieren; diese haben vor allem unterstützende Funktionen und sind besonders bei kleinen Kindern, Minoritäten und kranken oder alten Menschen relevant.
- wenn die ergänzenden Verbindungen durch Menschen hergestellt werden, mit denen die sich entwickelnde Person Primärdyaden gebildet hat (die Mutter besucht Petra im Spital) und die an gemeinsamen Tätigkeiten und Primärdyaden mit den Mitgliedern des neuen Lebensbereichs beteiligt sind (die Mutter und die Krankenschwester teilen sich in die Pflege);
- wenn in beiden Richtungen offene Kommunikationskanäle zwischen den Lebensbereichen bestehen und die Kommunikation persönlich ist;
- wenn die Person und die Mitglieder der beiden betroffenen Lebensbereiche schon vor dem Übergang über einschlägige Informationen, Beratung und Erfahrungen verfügen, und ihnen dies alles auch fortlaufend noch zugänglich gemacht wird.

Nach Bronfenbrenner wirken sich bestimmte Formen der Verbindung zwischen dem Elternhaus und zum Beispiel dem Spital besonders günstig auf die Entwicklung des Kindes aus. Diese Verbindungen sollten durch häufige Interaktionen zwischen Eltern und Spitalpersonal, durch eine grosse Anzahl von gemeinsamen Bekanntschaften in beiden Lebensbereichen, durch häufige Kommunikation zwischen Elternhaus und Spital sowie durch ein grosses Ausmass von Informationen in beiden Lebensbereichen über den jeweils anderen charakterisiert sein. Allerdings immer unter der Voraussetzung, dass diese Verbindungen die Personen, die sich unmittelbar mit dem Kind befassen, nicht in ihrer Kapazität und Motivation, in seinem Sinne zu handeln, beeinträchtigen.

Entwicklungsbedingungen auf der Stufe des Exosystems

Da die wenigsten wissenschaftlichen Arbeiten die Wechselwirkungen des Exosystems auf die Prozesse des Mikrosystems und umgekehrt untersucht haben, lassen sich mögliche Entwicklungsbedingungen nur ansatzmässig und allgemein ableiten.

Ausschlaggebend für eine Entwicklungsförderung auf der Ebene des Meso- und des Exosystems sind die direkten und indirekten Verbindungen (Verbindungen über vermittelnde Drittpersonen) zu Lebensbereichen der Macht. Lebensbereiche der Macht werden definiert als

> «Lebensbereiche, in denen die Beteiligten die Verteilung von Hilfsmitteln bestimmen und Entscheidungen treffen, durch die Ereignisse in anderen Lebensbereichen in der Gemeinde oder der weiteren Gesellschaft beeinflusst werden»[83].

Diese Lebensbereiche können auf lokaler oder nationaler Ebene, im öffentlichen oder privaten Bereich angesiedelt sein; dabei sind sie entweder formeller oder informeller Art. Daraus wird ersichtlich, wie bedeutungsvoll das soziale Netzwerk für die Entwicklung ist.

---

83 Bronfenbrenner, 1981, 239.

Entwicklungsbedingungen auf der Stufe des Makrosystems

Auch auf der Ebene des Makrosystems sind die bisher durchgeführten Untersuchungen in der Schicht- und Kulturforschung bezüglich ökologischer Anforderungen derart ungenügend, dass über die menschliche Entwicklung nichts ausgesagt werden kann. Bronfenbrenner leitet seine Hypothesen über die Entwicklungsbedingungen, die sich allerdings nur indirekt auf das Makrosystem beziehen, von den Studien über soziale Veränderungen und ihre Auswirkungen auf die psychische Entwicklung ab.

Wie sich herausstellte, spielen die Lebensbereiche Familie, Arbeitsplatz und Kameradengruppe die bedeutendste Rolle in der Entwicklung, was Bronfenbrenner auf die besonderen Eigenschaften dieser Lebensbereiche zurückführt. Dabei wirkt entwicklungsfördernd, wenn die Muster der Motivation und der Tätigkeiten der bisherigen Lebensbereiche in einen neuen Lebensbereich übertragen werden können, wo sie, falls keine Gegenkräfte wirken, an Reichweite und Intensität gewinnen. Mikrosysteme mit diesen Effekten nennen sich Primär-Lebensbereiche; die dauerhaften individuellen Motivations- und Tätigkeitsmuster, die durch sie entstehen, werden als Entwicklungsbahnen bezeichnet. Allerdings treten gewisse Entwicklungseffekte erst dann zutage, wenn die Person aus dem gegenwärtigen in einen anderen potentiellen Primär-Lebensbereich übertritt, der die Initiative zur Erschliessung neuer Anregungs- und Unterstützungsquellen verlangt. Ein derartiger Übergang nennt sich Primär-Übergang. Aus dieser Feststellung folgt, dass man nicht mit Sicherheit wissen kann, ob ein Primär-Lebensbereich sich entwicklungsmässig positiv oder negativ auswirkt, solange die Person in ihm verbleibt. Bis diese Wirkungen nicht eingehend erforscht sind, besteht somit die sozialpolitische Gefahr, dass negative Einflüsse auf die psychische Entwicklung in bisherigen Umweltsituationen hingenommen werden und handkehrum dem psychischen Wachstum förderliche Situationen unbemerkt bleiben. Wie sich der Primär-Übergang auf die Entwicklung auswirkt, hängt davon ab, wie sich die im alten Lebensbereich zustandegekommene Entwicklungsbahn mit den im neuen Lebensbereich angetroffenen Verhältnissen vereinen lässt. Dabei spielen Entwicklungsstand der Person, körperliche Gesundheit und Grad ihrer Integration in die bestehende soziale Ordnung eine entscheidende Rolle.

Entwicklungsprozesse beim Kind im Vorschulalter

Beim ökologischen Ansatz wird wohl darauf hingewiesen, dass der Entwicklungsstand der Person mitberücksichtigt werden muss, jedoch wird nicht näher darauf eingegangen. Für Trautner ist der Entwicklungsstand einer Person eine entscheidende Entwicklungsbedingung, denn

> «akuelle Einflüsse treffen immer auf einen Organismus, der bereits aufgrund seiner bisherigen Entwicklungsgeschichte (also zeitlich zurückliegender Bedingungen) an einem bestimmten Punkt der Entwicklung angelangt ist, und seinem Entwicklungsstand entsprechend diese aktuellen Einflüsse verarbeitet»[84].

Wie aktuelle neue Entwicklungseinflüsse verarbeitet werden und sich auswirken, hängt somit auch von den gegebenen Fähigkeiten zur Verarbeitung dieser neuen Einflüsse ab.

Die Entwicklung des Sozialverhaltens

In den ersten Lebensmonaten ist der Säugling vollständig von seiner Bezugsperson abhängig. Man spricht in diesem Zusammenhang auch vom extra-uterinen Frühjahr. Die besondere Aufgabe des ersten Lebensjahres scheint die Ausbildung der emotionalen Bindungsfähigkeit zu sein. So verfügt bereits das Neugeborene über verschiedene soziale Fähigkeiten, um aktive Beziehungen auszulösen. Es lauscht auf die menschliche Stim-

[84] Trautner, 1983, 47.

me, wendet sich dem Gesicht der Bezugsperson zu, versucht Blickkontakt herzustellen, lächelt, kuschelt sich an und erregt Aufmerksamkeit durch Schreien und Vokalisieren.

Durch diese Verhaltensweisen wendet sich der Säugling seiner Bezugsperson zu und bewirkt, dass sich diese ihm zuwendet. Das erste antwortende Lächeln des Kindes, ungefähr mit drei oder vier Wochen, stellt ein zentrales Erlebnis für die Eltern dar, denn dadurch entwickelt sich oft erst das Gefühl einer ganz persönlichen positiven Beziehung zum Kind. Bis etwa im Alter von sieben bis acht Monaten tritt das Kind mehr oder weniger mit allen Personen in Kontakt. Allerdings lassen sich dabei kleine Unterschiede in seinem Verhalten feststellen: das antwortende Lächeln tritt weniger zuverlässig auf, und es zeigen sich gedämpftere Bewegungsmuster, was die Vermutung nahe legt, dass bereits in den ersten Monaten die Bezugsperson bevorzugt wird. Eine eindeutige Bevorzugung zeigt sich dann klar, mit sieben oder acht Monaten, in der Reaktion des «Fremdens». Fremden Personen gegenüber zeigt das Kind Zurückhaltung, wendet sich vielleicht sogar weinend ab und sucht Schutz bei seiner vertrauten Bezugsperson. Von diesem Verhalten können auch Personen betroffen sein, die dem Kind nahestehen wie die Grosseltern oder sogar der Vater, wenn er oft abwesend ist. Offensichtlich ist nun dem Kind der Unterschied zwischen vertrauten und fremden Menschen bewusst geworden. In diesem Zusammenhang wird davon gesprochen, dass das Kind nun eine spezifische Bindung zu seiner Bezugsperson aufgebaut hat. Trennungen von dieser sind nicht mehr ohne Probleme möglich. Das Phänomen der Trennungsangst taucht auf. Darunter wird die Reaktion des Kindes verstanden, die es zeigt, nachdem es von seiner Bezugsperson kurz- oder längerfristig – meistens in einer ihm nicht ganz vertrauten Umgebung – zurückgelassen wird. Trennungsangst äussert sich im Absinken der Erkundungs- und Spielaktivtät, Absinken der Stimmung, mitunter bis hin zu Weinen und verzweifeltem Schreien. Die Trennungsangst hängt auch damit zusammen, dass das Kind wahrzunehmen beginnt , dass es ein von der Bezugsperson getrenntes Individuum ist. Die bisherige, selbstverständliche Einheit mit der Bezugsperson ist jetzt in Frage gestellt. Das Kind differenziert sich selbst von seiner Umgebung und beginnt ein einfaches Bild von sich selbst zu entwickeln. Dieser Vorgang wird durch die zunehmende Fortbewegungsfähigkeit des Kindes unterstützt.

> «Aus der ‹Einheit› zu zweien ist eine Beziehung entstanden, bei der das Selbst des Kindes und sein ‹Liebesobjekt› einander begegnen. Dies ist eine Beziehung von Du zu Du. Die Mutter bleibt zunächst für das Kind das Wichtigste aller Gegenüber, das besondere Du, [...].»[85]

Die zweite Hälfte des ersten Lebensjahres ist dadurch gekennzeichnet, dass das Kind die Nähe und Distanz zur Bezugsperson zunehmend selbst bestimmen kann. Sein Interesse richtet sich auf alle Dinge in seiner unmittelbaren Umgebung. Es geht auf Erkundungsreisen. Auch wenn es von seinen eigenen Aktivitäten derart in Anspruch genommen wird, dass es die Anwesenheit der Bezugsperson für längere Zeitspannen zu vergessen scheint, kehrt das Kind doch immer wieder zu ihr zurück, um «Sicherheit aufzutanken»[86]. Dabei ist das Explorationsverhalten des Kindes von der Qualität der Bindung abhängig, also inwiefern sich «Urvertrauen»[87] ausbilden konnte.

> «Die erste Kontaktperson, mit der das Baby die meiste und intensivste Interaktion hat, dürfte im allgemeinen die eigene Mutter sein. [...]. Der Vater, dessen Bedeutung für die frühkindliche Entwicklung von der Forschung lange unterschätzt wurde, kann neben der Mutter oder anstelle der Mutter ebenfalls zur Hauptbezugsperson des Kindes werden. Sobald das Kind zu einer Person eine intensive persönliche Beziehung entwickelt hat, ist es prinzipiell auch in der Lage, zu anderen Personen eine ähnliche Beziehung zu entwickeln. Starke Verunsicherung allerdings scheint das Anhänglichkeitsverhalten nicht nur zu verstärken, sondern auch die Aufnahme weiterer Kontakte zu beschränken oder gar zu verhindern.»[88]

---

85 Herzka, H. St.: Die neue Kindheit. Basel: Schwabe und Co. AG, 1989, 43.

86 Vgl. Mahler, M.S., Pine, F. und Bergmann, A.: Die psychische Geburt des Menschen. Frankfurt a.M.: Fischer TB, 1980.

87 Vgl. Erikson, H.E.: Kindheit und Gesellschaft. Stuttgart: Klett-Cotta, 1984.

88 Rauh, 1974; zit. nach Lehr, U.: Die Rolle der Mutter in der Sozialisation des Kindes. Darmstadt: Dr. Dietrich Steinkopff Verlag, 1974, 41f.

Die Anhänglichkeit des Kindes wird allerdings auch durch Stress- und Angstsituationen (Schmerzen, Krankheit, Müdigkeit) gefördert, sowie durch eine besonders intensive Zuwendung der Bezugsperson, weil dadurch dem Kind ein hohes Mass an Stimulation vermittelt wird. Andererseits scheint auch nachgewiesen zu sein, dass die Anhänglichkeit des Kindes mit zunehmender kognitiver Entwicklung nachlässt.

Mit dem aufrechten Gang erreicht das Kind im Alter von etwa einem Jahr eine gewisse Unabhängigkeit und Selbständigkeit. Das Kind scheint von seinen eigenen Fähigkeiten und der Grösse der Welt wie berauscht zu sein. Misserfolge werden nicht weiter beachtet und Fremdenangst tritt kaum auf. Das Kind hat sozusagen «ein Liebesverhältnis mit der Welt»[89]. Vieles will es nun selber und auf seine eigene Art tun. Gleichzeitig werden durch die neue Bewegungsfreiheit auch Grenzen spürbar. Das Kind gerät in Konflikt mit den Erwachsenen, die es vor Gefahren und die Gegenstände vor Zerstörung schützen wollen. So werden der explorativen Tätigkeit des Kindes mit Verboten und Geboten gewisse Grenzen gesetzt. Damit das Kind den Verboten und Geboten nachkommen kann, braucht es vorderhand noch die Anwesenheit der Erwachsenen. Durch die aufrechte freie Fortbewegung wird dem Kind aber auch seine physische Getrenntheit von der Bezugsperson immer bewusster, wodurch die bisher gehobene Stimmung mit etwa 15 Monaten allmählich verschwindet. Das Kleinkind lässt seine Bezugsperson kaum noch aus den Augen, und es will alle seine Entdeckungen mit ihr teilen. Versteck- und Nachahmungsspiele werden zum bevorzugten Zeitvertreib. Durch das sich entwickelnde Selbstkonzept des Kindes erlebt es zudem andere Kinder als sich selbst ähnlich und wendet sich ihnen positiv zu. Es kommt zu ersten Spielkontakten, wobei das Geben-Nehmen-Spiel dominiert.

---

[89] Vgl. Mahler et al., 1980.

Die folgenden Monate sind durch den oben beschriebenen Stimmungsabfall gekennzeichnet. Das Kind wirkt unausgeglichen, z.B. klammert es sich an seine Bezugsperson, aber im Handumdrehen stösst es diese von sich weg. MARGARET S. MAHLER nennt diese Phase die «Wiederannäherungskrise» und charakterisiert sie mit dem Wunsch des Kindes nach der ursprünglichen Vereinigung und mit der gleichzeitigen Angst des Kindes, verschlungen zu werden und somit seine Unabhängigkeit zu verlieren.[90] In dieser Periode lässt sich auch Unentschlossenheit beobachten, Fremdenangst tritt wieder vermehrt auf, und Trennungen von der Bezugsperson verlaufen nicht ohne Probleme. Dies ist eine ziemlich kritische Zeit, da die Bezugsperson nicht versteht, warum ihr Kind, das ja eigentlich schon so selbständig war, jetzt plötzlich wieder so anhänglich ist.

Gegen Ende des zweiten Lebensjahres beginnt das Kind von sich selbst als «Ich» zu sprechen, womit die Trotzphase eingeleitet wird. Das Kind entdeckt, dass es einen eigenen Willen haben kann, und es versucht diesen durchzusetzen. Es will sich und den anderen seine Selbständigkeit beweisen und probiert die Grenzen seiner Eigenmächtigkeit aus. Dies geschieht nicht ohne Frustrationen, was sich in Trotzanfällen äussern kann. In dieser Erregungsphase treten starke Ambivalenzen der Gefühle auf. Die Liebe zu seinen Eltern schlägt bei Konflikten rasch in Ablehnung um, was intensive Schuldgefühle auslösen kann. Ausgeprägte Phantasietätigkeit und viele Rollenspiele sind für diese Zeit charakteristisch. Die Beziehung zu Gleichaltrigen ist meistens auf ein gemeinsames Spiel ausgerichtet. Dabei zeigen sich schon alle Formen des positiven Sozialverhaltens, wie trösten, küssen, streicheln, helfen, teilen, verteidigen und bemuttern, ebenso aber auch negative, besonders schlagen, stossen und schimpfen.

---

90 Vgl. Mahler et al., 1980.

Mit drei bis vier Jahren hat das Kind eine erste Selbständigkeit erreicht. Seinen eigenen Ideen und Vorstellungen entsprechend besteht es darauf, vieles eigenständig zu tun. Dabei ist es besonders empfindsam für Lob und Tadel. Sein Selbstwertgefühl versucht es zu steigern, indem es etwas vorspielt, singt, tanzt, erzählt oder sich auch als Clown betätigt. Das Bewusstsein der Familienzugehörigkeit entwickelt sich. Es kommt zu Vergleichen mit anderen Familien. Das Verhalten anderer Kinder wird nun beurteilt, dabei spielen die von den Eltern vermittelten Wertmassstäbe eine zentrale Rolle. Aber auch das eigene Verhalten wird zunehmend stärker kontrolliert und kritisiert; das Gewissen entwickelt sich.

> «Die Eltern haben in der Form des Gewissens einen Stellvertreter, der für sie arbeitet. Da dieser Vertreter neu auf seinem Posten steht, kann er sich nicht immer durchsetzen. Zu Zeiten scheint er sogar leicht bestochen werden zu können. Oft schläft er sogar ein, und dann, erstaunlicherweise, rafft er sich plötzlich auf, wird ein übertriebener Eiferer und fordert mehr von diesem armen Kind als die Eltern selber.»[91]

Dieses überstrenge Verhalten lässt sich besonders gut bei den äusserst beliebten Rollenspielen beobachten. Vor allem Familien-, Kindergarten- und Arztszenen werden bevorzugt dargestellt. Dabei fällt auf, dass das Kind in diesem Alter sich gewissen Spielregeln unterzuordnen vermag und warten kann, bis es an der Reihe ist. Überhaupt gelingt es ihm, sich den Forderungen des Zusammenlebens besser anzupassen, vor allem wenn diese aus der Gemeinschaft mit Kindern entstehen. Erste länger dauernde Freundschaften mit Spielkameraden können entstehen. Grundsätzlich wird die Gesellschaft von Kindern derjenigen der Erwachsenen eindeutig vorgezogen. Dennoch ist die Bezugsperson weiterhin das Zentrum für das Kind. So beansprucht es von ihr viel Aufmerksamkeit, erzählt ihr alles, was es macht und denkt, und spielt immer noch gerne in ihrer Nähe. Da sich jedoch der Zeitbegriff und das räumliche Vorstellungs-

---

[91] Fraiberg, S.: Die magischen Jahre in der Persönlichkeitsentwicklung des Vorschulkindes. Reinbek bei Hamburg: Rowohlt TB Verlag, 1972, 175f.

vermögen entwickeln, wächst die Fähigkeit, eine Trennung von der Bezugsperson in steigendem Masse ertragen zu können. Auch die besseren sprachlichen Fähigkeiten wirken erleichternd, denn das Kind kann dadurch Fragen zur Situation stellen und mögliche Befürchtungen aussprechen.

Mit fünf bis sechs Jahren verändert sich die Beziehung des Kindes zur Bezugsperson. War sie bisher der Mittelpunkt seiner Welt, so wird das Kind selbst immer mehr zum Mittelpunkt seiner Umwelt. Es beginnt, eine etwas distanziertere Beziehung zu seinen Eltern zu entwickeln.

> «Die Neuordnung der Beziehung zur Mutter ist mit zwiespältigen Gefühlen verbunden, es [das Kind] scheint sich teilweise davor zu fürchten, unabhängiger zu sein, andererseits diese Unabhängigkeit wieder zu suchen. Es lässt sich nicht mehr gerne helfen und möchte immer am meisten geliebt und gelobt werden. Oft ist es ratlos, will aber auch keinen Rat annehmen.»[92]

Die Beziehungen ausserhalb der Familie gewinnen an Bedeutung. Freundschaften werden geschlossen und gepflegt. Das Bedürfnis, einer Gruppe anzugehören und mit anderen Spielgefährten zusammensein zu können, tritt immer klarer hervor. Dabei kommt es oft zu Auseinandersetzungen, die jedoch so schnell vergessen werden, wie sie aufgetaucht sind. Die eigenen Leistungen werden mit denjenigen anderer Kinder verglichen. Bei Gesellschaftsspielen versucht das Kind, sich den Regeln unterzuordnen, aber es erträgt kaum zu verlieren, und es versucht, mit «Schummeln» zu gewinnen. Dabei verdächtigt es auch die anderen, ein Gleiches zu tun, und hält sie für gemein und unfair. Oft ist das Kind mit einem Unzulänglichkeitsgefühl konfrontiert, und es schämt sich für seine mangelnden Fähigkeiten, für seine Ängste und Fehler. Auch beschäftigt es sich stark mit seiner Identität. So setzt es sich mit Gedanken über seine Zugehörigkeit zu seiner Familie auseinander und fragt sich, ob es etwa adoptiert oder gar vertauscht worden sei.

---

92 Herzka, H. St.: Das Kind von der Geburt bis zur Schule. Basel: Schwabe & Co., 1972, 46.

Die Entwicklung der Körperbeherrschung

Das Neugeborene verfügt neben allgemeiner motorischer Aktivität über eine Vielzahl spezifischer, gezielt auslösbarer Reflexe. Die Bekanntesten sind der Saug-, Such-, Greif- und Umklammerungsreflex. Diese Reflexe verlieren sich im Laufe der ersten zwei bis vier Monate. Dabei gehen der Greif-, Schreit-, Kriechreflex usw. nicht unmittelbar in die entsprechend reifere Version dieses Verhaltens beim älteren Kind über, etwa in das Greifen, Gehen und Kriechen. Diese Reflexe sind somit weder Frühformen noch Bestandteile der späteren Bewegungsformen.

Schon bald nach der Geburt kann das Kind aus der Rücken- und Bauchlage seinen Kopf kurz anheben, später in der Bauchlage Kopf und Schultern abheben, wobei Arme und Beine lebhaft bewegt werden. Im 4. Monat kann das Kind den Kopf gut aufrecht halten, und beginnt, mit beiden Händen zu greifen. Im 5. Monat dreht sich das Kind zur Seite und im 6. Monat stützt es sich in der Bauchlage auf die Hände, wodurch sich sein Blickfeld stark vergrössert. Das Greifen nach Gegenständen erfolgt jetzt recht zielsicher mit einer Hand. Im 7. Monat kann es mit wenig Unterstützung sitzen, und es rollt sich von der Bauch- in die Rückenlage und umgekehrt. Mit einem Spielzeug schlägt es auf ein anderes oder auf eine Unterlage. Es wechselt den Gegenstand von der einen Hand in die andere. Im 8./9. Monat setzt sich das Kind selbst auf, und bald gelingt es ihm auch, mit Unterstützung zu stehen. Gleichzeitig lassen sich die ersten Kriechversuche feststellen; auf dem Bauch liegend versucht das Kind zu krabbeln und rutscht dabei oft rückwärts oder im Kreis herum. Es kann jetzt zwei Gegenstände gleichzeitig halten. Im 10./11. Monat beginnt das Kind zu kriechen und erweitert dadurch seinen Aktionsradius. Das freie Sitzen gelingt nun gut und es beginnt sich an Möbeln hochzuziehen. Das Greifen ist jetzt genau. Auch der Pincettengriff bereitet keine Schwierigkeiten mehr. Zwischen dem 12. und 15. Monat lernt es gehen. Zuerst muss es noch an beiden, später nur noch an einer Hand festgehalten werden, und plötzlich wagt es den ersten Schritt alleine.

Vorläufig kann es noch nicht um Ecken gehen oder abrupt stehen bleiben.

Im zweiten Lebensjahr muss das Kind eine Reihe von fundamentalen Bewegungsformen lernen, wobei die Erhaltung des Gleichgewichtes eine besondere Rolle spielt. Zwischen 16 und 19 Monaten erwirbt es folgende Fähigkeiten: Treppen auf- und abwärts gehen, muss sich dabei aber am Geländer festhalten; sich allein hinsetzen; mit beiden Füssen hüpfen; sich bücken ohne umzufallen; auf Stühle klettern; rückwärts gehen; gehen und gleichzeitig etwas an einer Schnur ziehen oder schieben und einen Ball werfen ohne umzufallen. Greifen und Loslassen sind nun vollständig entwickelt. In den folgenden Monaten werden die erworbenen Bewegungsleistungen ausführlich geübt und somit zunehmend sicherer und präziser ausgeführt. So gelingt das Treppensteigen bald ohne Anhalten, allerdings nur, indem das Kind auf jeder Stufe beide Füsse absetzt. Auch kann es jetzt etwas aufheben oder einen Ball mit dem Fuss stossen, ohne umzufallen. Viele Kinder tragen gerne etwas mit sich herum. In diesem Alter macht das Kind auch in der Sauberkeitsentwicklung einen grossen Fortschritt. Es entwickelt nun die Fähigkeit, seine Schliessmuskeln zu kontrollieren und dadurch den Urin zurückzuhalten. Jedoch gelingt ihm dies nur über eine sehr kurze Zeitspanne, was dazu führt, dass das Kind den Erwachsenen erst darauf aufmerksam macht, kurz bevor oder während es bereits einnässt.

Zwischen zwei und drei Jahren sind alle Grundbewegungen möglich. Das Kind kann nun rasch laufen, hüpfen, sich drehen, auf einem Bein stehen und von einem Stuhl herunterspringen. Auch Hand- und Fingerbeweglichkeit machen grosse Fortschritte; das Kind kann bereits in differenzierter Weise mit Dingen hantieren. Für seine Sauberkeit übernimmt das Kind zunehmend mehr Verantwortung. Es meldet meistens rechtzeitig, wann es Wasser lösen muss und klettert allein auf den Toilettensitz. Einzig bei der Reinigung braucht es noch Hilfe. Manchmal vergisst sich das Kind jedoch – vor allem beim intensiven

Spiel –, so dass es einnässt oder einstuhlt. Auch nachts kommt Einnässen noch häufig vor. Gleichzeitig beginnt sich das Kind jetzt für seinen eigenen Körper und diejenigen seiner Spielgefährten zu interessieren und wird auf die Geschlechtsunterschiede aufmerksam. Gelegentlich wird mit dem Geschlechtsorgan gespielt. Das Interesse für die Ausscheidungsorgane und für die geschlechtlichen Unterschiede hält phasenweise bis ins Schulalter an, und äussert sich in «Doktorspielen», in Fragen nach Schwangerschaft und Geburt oder später in Sprüchen und Anekdoten.

Mit drei Jahren werden die Körperbewegungen flüssiger und ausgewogener. Das Kind kann auf Zehenspitzen gehen, die Treppe abwechslungsweise mit dem rechten und dem linken Fuss hinauf- und hinuntersteigen, Dreirad fahren und ohne Schwierigkeiten beim Gehen um die Ecke biegen. Es gelingt ihm auch, sich alleine an- und auszuziehen, für die Knöpfe ist es noch auf Hilfe angewiesen. Es hantiert nun sicherer mit Kinderschere, Gabel und Löffel.

Mit vier Jahren ist das Kind sehr unternehmungslustig und benötigt viel Bewegungsraum. Gleichgewichtsübungen bereiten ihm Freude, und es ist jetzt auch genügend geschickt, um ein mit Flüssigkeit gefülltes Gefäss zu tragen, ohne etwas zu verschütten. Mit einer Schere kann es einer vorgezeichneten Linie entlang schneiden, und es interessiert sich für einfache Bastelarbeiten. Mit fünf Jahren ist die Körperbeherrschung bedeutend fortgeschrittener. Das Kind übt sich im Klettern und Werfen. Beim Auffangen eines kleinen Balls ist es recht geschickt, greift jedoch noch oft daneben. Auch das Seilspringen, Rollschuhlaufen und Stelzen-Gehen wird ausprobiert. Das Hämmern und Nageln gefällt ihm, allerdings hält es den Hammer noch etwas ungeschickt und das Dosieren der Kraft gelingt noch nicht. Bezüglich der Körperfunktionen ist das Kind nun meistens selbständig. Gelegentliches Einnässen kann allerdings, und zwar besonders nachts, noch bis ins sechste oder siebte Lebensjahr vorkommen und gehört in den Bereich der Normalentwicklung.

Die Geschlechtsidentität, also die Erkenntnis, dass man sein Geschlecht nicht wechseln kann, sondern für sein ganzes Leben behält, beginnt sich auszubilden.

Mit sechs Jahren ist das Kind fast ständig in Bewegung. Sein Körper ist jetzt gut ausbalanciert. Stürze kommen vor, weil es sich oft zu Schwieriges vornimmt. Es trägt gerne grosse Bauklötze und Möbelstücke herum. Geschicklichkeitsübungen, bei denen Kraft nötig ist, wie Purzelbaum, Kopfstand und Radschlagen werden trainiert. Die Feinmotorik der Hände bleibt hinter der Grobmotorik zurück. So werden Striche vorerst nicht mit der Fingermuskulatur, sondern mit Schulter und Ellbogen, später mit der Muskulatur des Handgelenks ausgeführt, wodurch die Strichführung ungelenk wirkt.

Die Entwicklung der Körperwahrnehmung

Das Neugeborene hat noch keine Vorstellung darüber, wo sein Körper anfängt und wo er aufhört. Erst allmählich wird ihm bewusst, dass die Finger, Arme, Beine und Zehen, die sich bewegen, zu ihm gehören und von ihm bewegt werden können.

> «Damit hat das Kind erstmals sich selbst in seiner leiblichen Beschaffenheit erfahren. Diese Selbstwahrnehmung ist eine für die menschliche Existenz zentrale Erfahrung, […]. Bei der Beobachtung der Selbstwahrnehmung gewinnt man den Eindruck, als würde sich das Ich mit dem Leib, der zu ihm gehört, vertraut machen. Es ist, als müsste das Kind – und dies gilt wohl für Menschen überhaupt – zuerst zu sich selbst finden, ehe es die Handhabung der Welt aufnimmt, Worte in die Welt setzt und in sie hineinschreitet.»[93]

Das Kind macht also die ersten Entdeckungen über sein «Ich» durch seinen Körper. Nach Mahler tragen nebst den Entdeckungen der Körperteile und deren Bewegungsmöglichkeiten verschiedene Verhaltensweisen zur Entwicklung des Körper-Selbst-Bildes bei.[94] Beim Neugeborenen bewirken die Berüh-

---

[93] Herzka, 1989, 33/35.
[94] Vgl. Mahler et al., 1980.

rungen der Bezugsperson, dass die inneren und äusseren Wahrnehmungen allmählich voneinander unterschieden werden können. Beim fünf bis acht Monate alten Kind lassen sich Körperbewegungen beobachten – den Körper hin- und herwackeln, mit den Beinen strampeln sowie sich recken und strecken –, die vermutlich Differenzierung und Integration des Körperschemas fördern. Um den siebten Monat beginnen die Kinder, mit ihren Bezugspersonen Spiele zu treiben, die dazu dienen, das eigene Körperschema vom Gegenüber abzugrenzen. Zum Beispiel nimmt das Kind Häppchen der Nahrung und steckt sie abwechselnd in den Mund der Bezugsperson und in seinen eigenen. Auch das Versteckspielen dient teilweise diesem Zweck. Sobald das Kind kriecht und später alleine geht, scheint sich sein Gefühl für die Körpergrenzen dadurch zu steigern, dass es oft hinfällt oder sich an Gegenständen stösst, die nicht nachgeben. Auch die Leistungsfähigkeit seiner motorischen Funktionen hilft ihm, die Körpergrenzen zu erfahren. Natürlich spielen auch die Pflegehandlungen der Bezugsperson weiterhin eine wichtige Rolle. Mit 18 Monaten scheint das Kind von seinem Körper Besitz ergriffen zu haben, wehrt es sich doch dagegen, passiv gepflegt zu werden. Im dritten Lebensjahr, wenn der Begriff des «Ichs» auftritt, kümmert sich das Kind vermehrt um seinen Körper, um dessen Sicherheit und Unversehrtheit. Es leidet unter einer verstärkten Angst vor Körperverletzungen, die sich nicht allein durch die Angst vor körperlichem Schmerz erklären lässt. Diese Zeit ist durch Heftpflaster und Mullbinden gekennzeichnet. Selbst die unsichtbarsten Kratzer müssen behandelt werden. Dabei fühlt sich das Kind sofort wieder geheilt, wenn ein Heftpflaster auf seiner Verletzung klebt.

> «Je mehr das Kind sich seiner selbst bewusst wird als Persönlichkeit, als ein ‹Ich›, desto höher schätzt es seinen Körper ein, der seine Persönlichkeit umschliesst und enthält. Seine ‹Ganzheit› als Persönlichkeit, seine psychische Integrität scheinen eng verbunden zu sein mit der Vollständigkeit und Unversehrtheit seines Körpers.»[95]

---

[95] Fraiberg, 1972, 95.

Die vollständige Integration des Körper-Selbst-Bildes gelingt jedoch erst nach der Entwicklung der Geschlechtsidentität im fünften oder sechsten Lebensjahr.

Die Entwicklung des Spielverhaltens

Die bevorzugte Aktivität des Kindes im Vorschulalter ist das Spiel. Das zentrale Merkmal des Spiels bildet die Zweckfreiheit und somit das Fehlen von Leistungsdruck. Selbst wenn das Kind sich ein Ziel setzt, sind die Vorgänge beim Spielen ebenso wichtig wie das eigentliche Ziel. Oft kommt es sogar vor, dass das angestrebte Ziel in Vergessenheit gerät. Nach Herzka ist Spielen «eine dem Kind eigene Form des Lebens» und «mit erzieherischem Zwang» nicht vereinbar.[96] So verweilen Kinder sehr ausdauernd bei einer Aktivität, wenn diese in sich selbst motivierend ist; müssen jedoch von aussen gesetzte Ziele beibehalten werden, so reagieren Kinder schnell mit Unlust. Sobald ein Kind in der Lage ist, sich zu bewegen, beginnt es zu spielen: mit den Händen, mit einer Rassel oder mit einem Stück Stoff. Die Welt eines Kindes scheint aus Spielen zu bestehen. Wird ein Kind in seinem Spieldrang nicht eingeschränkt, so entwickelt es einen erstaunlichen Eifer.

> «Kaum hast du Ruth aus dem Bett aufgenommen und sie mit einem Frühstück vollends munter gemacht, so musst du erleben, dass sie sich in ihre Versuche stürzt, mit erstaunlicher Energie und Zähigkeit, mit allerdings noch beschränkter Geduld, was dazu führt, dass sie meist mehrere Versuchsreihen parallel laufen hat. Sie arbeitet mit der – ich möchte fast sagen – weltfremden Beharrlichkeit des verrückten Professors, einer populären Gestalt aus comic strip und Gruselkino, in der sich das Infantile mit dem Genialischen mischt. Weltfremd ist diese Beharrlichkeit, weil sie wie jede grosse Leidenschaft dem sichtlichen Getriebe der Welt fremd ist. Und fremd ist den Kleinen noch die Welt, aber deshalb, bei aller Angst und Scheu, die sie manchmal zurückhält, doch ein Kompendium von Reizen, von interessanten Objekten. Nichts ist ihnen wichtiger, als ihre Versuche mit diesen Objekten anzustellen, die innere Natur der Dinge zu entschlüsseln, die Aufforderungen, Möglichkeiten und Grenzen der Welt zu erkunden und immer wieder Grenzen zu überschreiten.»[97]

---

[96] Herzka, 1972, 87.

[97] Sichtermann, B.: Vorsicht Kind. Berlin: Verlag Klaus Wagenbach, 1982, 56.

Spielen ermöglicht einen Zugang zur Welt und ist somit für die kindliche Entwicklung lebensnotwendig. Dabei setzt sich das Kind aktiv mit seiner Umwelt auseinander. Auf diese Weise macht es Erfahrungen, «die man als umfassendes ‹Lernen› bezeichnen kann»[98]. Je mehr das Kind Gelegenheit zum Spielen hat, desto besser kann es sich auf die Herausforderungen einer Erwachsenenwelt vorbereiten. Das Spielverhalten zeigt eine bestimmte altersabhängige Reihenfolge. Je älter das Kind ist, desto komplizierter wird sein Spiel, was sich auf seine grösseren geistigen Fähigkeiten zurückführen lässt. Man kann drei Spielformen im Kleinkindalter vorfinden: Funktions- und Explorationsspiele; Konstruktionsspiele; Rollenspiele. Ab fünf Jahren kommen dann als vierte Art die Regelspiele hinzu.

Funktions- und Explorationsspiele (1. und 2. Lebensjahr)

> «Als Funktionsspiele bezeichnet man all jene Spiele, die das Kind aus Freude an der Bewegung und an den zufällig bewirkten Veränderungen vollführt.»[99]

Dabei geht es, wie der Name schon andeutet, um das Einüben von verschiedensten körperlichen Funktionen, wie die Beweglichkeit einzelner Gliedmassen (Finger, Hände, Arme, Beine und Füsse) und die des ganzen Körpers (sitzen, kriechen, laufen, springen), das Training der Sinnesorgane Auge und Ohr und das Einüben des Sprechapparates. Vorerst beschränken sich die Funktionsspiele auf Körperbewegungen. Mit dem Beginn des Greifens (ab dem vierten Lebensmonat) werden auch Gegenstände miteinbezogen, jedoch wird das Material noch nicht seinem Charakter entsprechend verwendet. Dies erklärt sich dadurch, dass nicht das Material, sondern die Bewegung geformt wird. Das Kind führt diejenigen Bewegungen aus, die es aufgrund seiner geistig-körperlichen Reifung gerade kann. Daher sind solche Tätigkeiten wie In-den-Mund-stecken, betasten,

---

98 Herzka, 1989, 67.

99 Schenk-Danzinger, L.: Entwicklungspsychologie. Wien: Österreichischer Bundesverlag, 1980, 120.

ergreifen, klopfen, schütteln, werfen und fallenlassen eine Art Training von Körperfunktionen. Auch das Vor-sich-hinlallen und Singen gehört hierher. Vom zweiten Lebensjahr an wird die Erkundung und Beobachtung eines Objektes, also die Exploration, wichtiger als die reine Bewegung. Das Kind versucht, über das Greifen den Gegenstand zu begreifen: Oberflächenbeschaffenheit, Grösse, Gewicht, Farbe, Formbarkeit, Festigkeit. Es will herausbekommen, was man alles mit diesem Ding machen kann. Da die Entwicklung seiner Motorik in den Grundlagen abgeschlossen ist, kann es die Konzentration von seinem Körper auf die Gegenstände der Aussenwelt richten.

Der rein funktionale Charakter bleibt am längsten in den Bewegungsspielen («Fangen», Klettern, Kriechen, Ballspiele usw.) erhalten, die noch im siebten und achten Lebensjahr vorwiegend Ausdruck reiner Freude an der Bewegung sind. Dadurch lernt das Kind verschiedene Bewegungsmuster zu koordinieren und zu perfektionieren.

Konstruktionsspiele (ab 18. Monat)

Die Weiterentwicklung der Explorationsspiele führt automatisch zu den Konstruktionsspielen. Denn sobald das Kind die Beschaffenheit und Eigenart eines Materials ausreichend erkundet hat, bietet sich eine neue Art von Spielen an: das Material so einzusetzen, dass damit ein Werk, ein Produkt entsteht. Beim Übergang vom funktionalen zum werkschaffenden Spiel vollzieht sich somit eine wichtige Akzentverschiebung, von der Freude an der Betätigung zur Freude am Produkt.

Eines Tages entdeckt das Kind, dass ein zufälliges Produkt seiner funktionalen Betätigung Ähnlichkeit mit einem wirklichen Gegenstand hat. Die erfolgreiche Schöpfung und das Lob von anderen veranlasst das Kind zu immer neuen Produkten, die nun bald von vornherein geplant und in zunehmendem Masse dem, was sie darstellen sollen, ähnlicher werden. Die ersten geplanten Produkte entstehen zu jener Zeit, in der das Kind sein «Ich» entdeckt und somit seine Person von der Umwelt abzugrenzen beginnt. Charakteristisch für das werkschaffende Spiel sind folgende Merkmale: vorgefasster Plan, vorherige Benennung des Produktes, Durchführung des Plans und Erkennbarkeit des Produktes. Altersentsprechende Beispiele sind: Turm bauen (18 Monate), Lego, erste Zusammensetzspiele (2 Jahre), Haus bauen (3 Jahre), Zeichnungen anfertigen (4 Jahre), Basteln (5 Jahre), Matador (7 Jahre) usw.

Die Konstruktionsspiele ermöglichen dem Kind Erfahrungen mit verschiedenen Materialqualitäten sowie mit Raum-, Form- und Mengenbeziehungen. Im Unterschied zu den Explorationsspielen zeigt das Kind nun bedeutend mehr Spielausdauer. Es kann über Stunden an einer Sache bleiben, manchmal sogar über Tage hinweg immer wieder an seinem Werk weiterarbeiten. Das Kind ist erst dann zufrieden, wenn es sein Werk abgeschlossen hat. Dies ist ein wichtiger Entwicklungsschritt, denn dadurch übernimmt das Spiel immer mehr Elemente, die an «Arbeit» erinnern: Konzentrationsfähigkeit, Ausdauer, Zurückstellen von Bedürfnissen und wachsendes Gefühl der Verpflichtung gegenüber selbstgestellten Aufgaben.

Rollenspiele (Ab 18. Monat bis 8./9. Lebensjahr)

Das Rollenspiel setzt gleichzeitig mit den Anfängen der Sprache ein. Denn sowohl die Sprache als auch das Rollenspiel benötigen das Vorhandensein der Vorstellungsfähigkeit und das Verständnis für Symbole. Das Rollenspiel entwickelt sich in mehreren alterstypischen Etappen. Lotte Schenk-Danzinger führt grundsätzlich folgende Merkmale des Rollenspiels auf:

1. Die ‹Als-ob-Einstellung›,
2. die willkürliche Symbolsetzung oder Umdeutung (Metamorphose von Gegenständen),
3. die Verlebendigung von Leblosem (Anthropomorphismus),

4. die fiktive Verwandlung von Personen (Rollen) und
5. die Nachahmung von Handlungen oder Handlungsabläufen.[100]

Mit achtzehn Monaten finden sich Formen wie Wiederholung bereits erworbener eigener Verhaltensschemata, Reproduktion beobachteter Verhaltensschemata bei Erwachsenen, Einführung von Symbolen und Übertragung der eigenen Verhaltensschemata auf Spieldinge. Mit drei Jahren werden immer mehr Dinge umgedeutet. Das Kind übernimmt selbst die verschiedensten Rollen; es ist Katze, Hund, Mutter, Auto und Tram, und es ahmt auch deren Verhaltensweisen nach. Zwischen drei und vier Jahren liegt der Höhepunkt des Rollenspiels. Diese Phase ist gekennzeichnet durch komplizierte, stark wechselnde Handlungsabläufe.

> «Mit Figuren und Puppen und im Zusammenspiel mit anderen Kindern werden nicht nur Erfahrungen aus dem eigenen Leben wiederholt, sondern auch neue Zusammenhänge und eigene Einfälle dramatisch gestaltet. Die Szenen befassen sich ferner mit Rollen und Ereignissen, die sich das Kind für seine Zukunft vorstellt; [...].»[101]

Mit fünf Jahren treten vorwiegend kollektive Spiele mit traditionellen Rollen wie Haus-, Familien- und Schulspiele auf. Sie sind oft verbunden mit komplizierten Konstruktionsspielen wie Haus- und Wohnungsbauten. Zwischen acht und zehn Jahren bildet das Theaterspielen vor Zuschauern den Ausklang des Rollenspiels. Dabei steht der formale Teil wie Billettverkauf im Vordergrund.

> «Das Rollenspiel ist auf das engste verknüpft mit dem anthropomorphistischen Denken im Kleinkindalter. In dem Masse, als der Anthropomorphismus abklingt, die willkürlichen Symbolsetzungen durch Realitätszugewandtheit und Entnahmefähigkeit, die Egozentrizität durch zunehmende Orientierung an Partnern verdrängt werden, nimmt auch das Rollenspiel zugunsten anderer Spielformen an Bedeutung ab, um schliesslich zu versiegen.»[102]

---

100 Schenk-Danzinger, 1980.
101 Herzka, 1989, 69.
102 Schenk-Danzinger, 1980, 119.

Die Rollenspiele sind für die emotionale und kognitive Entwicklung unentbehrlich. Sie helfen dem Kind, seine Erlebnisse in der Wiederholung zu verarbeiten. Dabei handelt es sich nicht nur um die Verarbeitung von neutralen Umwelteindrücken wie häusliche Verrichtungen oder Beobachtung von Transportmitteln, sondern auch um die Verarbeitung von Wünschen, Ängsten, angstvoll Erlebtem und ängstlich Erwartetem. Dadurch, dass das Kind oft selbst die Rolle dessen übernimmt, wovor es sich fürchtet, etwa die Rolle des Arztes, gelingt es ihm, seine Angst allmählich zu überwinden. Eine weitere Bedeutung liegt darin, dass es dem Kind ein Gegengewicht für das Erlebnis von Kleinheit und Machtlosigkeit bietet, das keinem Kind erspart bleibt. Im Rollenspiel ist es der freie Schöpfer seiner Phantasiegestalten und der mächtige Herr über sie alle. Zusätzlich dient das Rollenspiel der Förderung von kommunikativen Fähigkeiten und von sozialen Verhaltensweisen und ermöglicht das Erlernen verschiedener sozialer Rollen.

Mit dem Einsetzen des Rollenspiels erwacht auch das Interesse an Geschichten und Märchen, wobei sich das Kind meistens mit dem Helden der Geschichte identifiziert. Die Märchen und Geschichten ermöglichen dem Kind ebenfalls, die Erlebnisse zu verarbeiten, allerdings in der passiven Rolle des Zuhörens.

Regelspiele (ab 5 Jahren)

Erst mit ungefähr fünf Jahren zeigen Kinder Interesse an Spielen, in denen festgelegte Spielregeln wichtig sind. Zuvor spielt das Kind ein Spiel nach Lust und Laune, entwickelt seine eigenen Regeln und ändert diese spontan immer wieder ab. Im Regelspiel wird nun diese Spontaneität eingeschränkt, auch Wünsche und selbstbezogene Bedürfnisse müssen hinter dem Diktat der Regeln zurückstehen.

«Das Regelspiel setzt die Fähigkeit voraus, Grenzen zu akzeptieren, die durch Übereinkunft mit anderen gesetzt werden. Es erfordert ein beachtliches Ausmass an ‹selbstbeschränkender Anpassung›, das heisst an Einverständnis, sich sozialen Regeln zu unterziehen und dadurch die eigene Spontaneität und Impulsivität einschränken zu lassen.»[103]

Zudem ist das Regelspiel durch den Wettbewerbscharakter und durch den wechselnden Spielvollzug mit mindestens einem Partner gekennzeichnet. Bereits dreijährige Kinder verstehen die Wettbewerbssituation. In diesem Alter sind sie jedoch noch nicht in der Lage, Misserfolge zu ertragen. Das Verlieren ist eine starke Belastung und wird als Minderung des Selbstwertgefühles erlebt. Selbst im Alter von sechs und sieben Jahren sind Affektausbrüche als Reaktion auf das Verlieren noch häufig. Die abwechselnde Betätigung mit einem Partner gelingt schon den etwa vierjährigen Kindern. Allerdings kann eine Verbindung zwischen Wettbewerb und abwechselndem Spielvollzug erst im sechsten Lebensjahr hergestellt werden, und auch dann nur, wenn der Partner ein Erwachsener oder ein wesentlich älteres Kind ist.

Die Entwicklung der kognitiven Fähigkeiten

Solange sich beim Kleinkind die Vorstellungsfähigkeit und somit auch die Sprache noch nicht ausgebildet haben, erwirbt es sich das Wissen über seine Wirklichkeit und Umwelt mittels seiner Wahrnehmungen und Bewegungen.

«Man kann sie die ‹senso-motorische› Stufe nennen, weil das Kleinkind, mangels einer symbolischen Funktion, noch kein Denken und keine Affektivität zeigt, die mit Vorstellungen verbunden wären, durch die es Personen oder Gegenstände in ihrer Abwesenheit bezeichnen könnte. Doch trotz dieser Lücken ist die geistige Entwicklung im Laufe der ersten achtzehn Monate des Lebens besonders rasch und besonders wichtig, weil das Kind auf dieser Stufe die Gesamtheit der kognitiven Substrukturen aufbaut, [...].»[104]

---

103 Herzka, 1989, 69.
104 Piaget, J. und Inhelder, B.: Die Psychologie des Kindes. Frankfurt a. M.: Fischer TB Verlag, 1983^5, 11.

Piaget unterscheidet in dieser Phase der sogenannten sensomotorischen Intelligenz zwischen sechs Stufen, in denen jeweils nächsthöhere Handlungsstrukturen aufgebaut werden.

1. Stufe (0–1 Monat): Einübung angeborener Reflexmechanismen. Durch das Üben des angeborenen Verhaltensrepertoires[105] kommt es zur Festigung und Differenzierung der gegebenen Schemata. So ist z. B. das Saugen an der Mutterbrust etwas anderes als das Saugen an der Flasche und am Daumen; auch ist zu unterscheiden zwischen dem Saugen zur Nahrungsaufnahme und dem spielerischen Saugen.

2. Stufe (1–4 Monate): Primäre Kreisreaktionen. Die ersten Fähigkeiten und Gewohnheiten bilden sich aus, da zufällige Handlungen, die zu einem angenehmen Ergebnis geführt haben, unendliche Male wiederholt werden. Dabei werden Handlungsschemata wie Saugen, Greifen, einen Gegenstand anblicken auf immer mehr Gegenstände und grössere Umweltbezirke angewandt.

3. Stufe (4–8 Monate): Sekundäre Kreisreaktionen. Es kommt zu einer Differenzierung zwischen Mittel und Zweck. Der Säugling erkennt, dass eine bestimmte Handlung immer wieder zu einem bestimmten Ergebnis führt. Handlung und Effekt werden also miteinander verbunden. Vorerst ist dem Säugling jedoch unklar, ob die Handlung oder der Effekt zuerst kommen muss. Er strampelt nicht nur, um z. B. ein Glöckchen in Bewegung zu setzen, sondern das Klingeln des Glöckchens löst auch sein Strampeln aus.

4. Stufe (8–12 Monate): Koordinierung der erworbenen Handlungsschemata und ihre Anwendung auf neue Situationen. Auf den gleichen Gegenstand werden systematisch verschiedene Handlungsschemata angewendet, so als ob das Kind

---

105 Vgl. Kapitel Die Entwicklung des Sozialverhaltens (S. 68), Die Entwicklung der Körperbeherrschung (S. 75)

herausfinden wolle, wozu dieser Gegenstand gut sei. Dadurch differenzieren sich die Handlungsschemata weiter, sie werden den Gegenständen angepasst (erste Form des Werkzeuggebrauches). Das Interesse verschiebt sich von der eigenen Motorik auf die Aussenwelt.[106] Gleichzeitig werden verschiedene Schemata miteinander verknüpft wie z. B. Greifen und Werfen.

5. Stufe (12–18 Monate): Tertiäre Kreisreaktionen. Durch aktives Experimentieren entdeckt das Kind neue Handlungsschemata. Dabei geht es zum Teil äusserst systematisch vor und probiert die verschiedensten Möglichkeiten aus.

6. Stufe (ab 18. Monat): Übergang von der sensomotorischen zur vorstellenden Intelligenz. Spätestens in der Mitte des zweiten Lebensjahres kann ein Kind in der Vorstellung die Ergebnisse seiner Handlungen vorwegnehmen. D. h. praktisches Ausprobieren ist nicht mehr notwendig. Diese Verinnerlichung von Handlungen charakterisiert den Übergang zum Denken.

Das Ende der sensomotorischen Phase ist dadurch gekennzeichnet, dass das Kind die semiotische Funktion auszubilden beginnt: Zunehmend gelingt es dem Kind einen Gegenstand, ein Ereignis oder einen Begriff mit Hilfe eines ganz bestimmten Zeichens, das nur gerade dieser Vorstellung dient, abzubilden. Verschiedene Verhaltensweisen setzen den Aufbau oder die Verwendung von solchen differenzierten Zeichen voraus. Dies sind die aufgeschobene Nachahmung, das Rollenspiel, die Zeichnung, das innere Bild und die Sprache.

Mit der präoperationalen Phase umschreibt Piaget die Periode zwischen dem zweiten Lebensjahr und dem Schuleintritt. Der Begriff weist darauf hin, dass die eigentlichen Denk-

---

[106] Vgl. Kapitel Die Entwicklung des Spielverhaltens (S. 80)

operationen noch nicht optimal funktionieren. Im folgenden gehe ich auf ein paar grundlegende Besonderheiten der präoperationalen Phase näher ein.

Der Egozentrismus

Dem Kind im Vorschulalter gelingt es noch nicht, aus sich selbst herauszutreten und die Dinge aus einem anderen Blickwinkel als dem eigenen zu betrachten. Dadurch bezieht das Kind alles auf sich und schliesst von sich auf seine Umwelt, indem es ihr seine Wünsche, Gefühle und Fähigkeiten zuschreibt.

Der kindliche Animismus

Wegen des stark wirksamen Egozentrismus gelingt es dem Kind nicht, zwischen belebt und unbelebt zu unterscheiden. Da die einzige Erfahrungsgrundlage das eigene Wollen, Werten, Fühlen und Bewirkenkönnen ist, wird dies sowohl auf die belebte wie unbelebte Aussenwelt projiziert. Dadurch wird auch unbelebten Gegenständen ein Wille, ein Motiv oder eine Absicht unterstellt. Ebenso kommt es zu moralischen Qualifizierungen. Folgendes Beispiel illustriert diesen Sachverhalt:

> «Mit 4;6 sagt J.: ‹Die Wolken gehen sehr langsam, weil sie keine Füsse und Beine haben: Sie machen sich lang wie Würmer und Raupen, daher gehen sie so langsam.› Noch mit 6;5 sagt sie, als die Tür des Hühnerstalles vom Wind zugeschlagen wird und sie vor Schreck aufschreit: ‹Er ist böse der Wind, er macht uns Angst.› ‹Aber nicht absichtlich?› ‹Doch absichtlich. Er ist böse, er hat gesagt, dass wir böse wären.› ‹Aber weiss der Wind, was er tut?› ‹Er weiss, dass er bläst.› »[107]

---

[107] Piaget, 1969; zit. nach Montada, L.: Die geistige Entwicklung aus der Sicht Jean Piagets. In: Oerter, R. und Montada, L. (Hrsg.): Entwicklungspsychologie. Ein Lehrbuch. München/Weinheim: Psychologie Verlags Union, 1987^2, 414–462, (419).

Die Kausalerklärungen

Die Zweckhandlungen der Erwachsenen die sich an die eigene Person des Kindes richten, sind die ersten Sinnzusammenhänge, mit denen das Kind konfrontiert ist. Dadurch ist in seinen Augen alles in der Welt zweckbestimmt (finalistische Erklärung). So weht der Wind, damit die Blumen tanzen, oder die Steine sind da, damit Häuser gebaut werden können. Zusätzlich beeinflusst das magische Denken des Kindes im Vorschulalter die Deutungsversuche. So werden für die Ereignisse und Erscheinungen in der Umwelt entweder das Wirken höherer Kräfte verantwortlich gemacht oder irgendwelche Kräfte, die den Dingen selbst innewohnen, und von diesen willkürlich eingesetzt werden können. Im Unterschied zu den finalistischen Erklärungen handelt es sich dabei um die ersten kausalen Erklärungen.

Der physiognomische Charakter der Umwelt

Infolge des egozentrischen Erlebens und der magisch-animistischen Deutung sind die meisten Dinge der Umwelt für das Kind stark emotional besetzt.

> «Wohlbehagen oder Unbehagen, Lust oder Unlust, freudige Erwartung angenehmer Erlebnisse oder Angst vor Wiederholung unangenehmer Erlebnisse knüpfen sich an die Umweltbezüge des Kindes und gehen mit Gegenständen und Orten enge Verbindungen ein. Für das seelische Gleichgewicht des Kindes spielt der physiognomische Charakter der Umwelt eine grosse, vom Erwachsenen oft kaum beachtete Rolle.»[108]

Meistens handelt es sich um Konditionierungen aufgrund tatsächlicher Erlebnisse, welche die Grundhaltung des Kindes zu seiner Umwelt wie Lebensfreude und vertrauensvolle Zuwendung oder Misstrauen, Ängstlichkeit und Rückzugsverhalten beeinflussen können. Manchmal kommt es beim Kind jedoch auch zu willkürlichen Symbolsetzungen und magischen

---

[108] Schenk-Danzinger, 1980, 89.

Deutungen, die sich dem Verständnis des Erwachsenen entziehen.

Die Zentrierung auf einen oder wenige Aspekte

Grundsätzlich kann das Kind im Vorschulalter seine Aufmerksamkeit nur auf ein Merkmal eines Gegenstandes richten. Es gelingt ihm noch nicht, mehrere Faktoren einer Situation zu berücksichtigen und aufeinander zu beziehen. Dieses Charakteristikum finden wir z. B. im Bereich der phsykalischen Mengenbegriffe. So bedeutet das Umschütten einer Flüssigkeit von einem Gefäss in ein anders geformtes Gefäss für das Kind eine Veränderung der Menge, weil die Flüssigkeitssäule nicht mehr das gleiche Aussehen hat. Die Dimensionen Höhe und Umfang können nicht gleichzeitig berücksichtigt und miteinander in Beziehung gebracht werden. Weitere Zentrierungen lassen sich beobachten bei Anzahl, Gewicht und Volumen; bei den Begriffen Zeitdauer und Alter; bei Kategorisierungen und selbst bei moralischen Urteilen, da Kinder bis zum fünften Lebensjahr häufig auf den Handlungsausgang zentrieren. Zerbricht z. B. ein Kind aus Versehen zehn Tassen, so wird es moralisch negativer beurteilt als ein Kind, das aus Wut nur eine Tasse zerschlägt. Zentrierungen auf einen Aspekt bergen die Gefahr, dass wichtige Aspekte übersehen werden, was Fehlurteile begünstigt.

Die Zentrierung auf Zustände

Ein weiteres Merkmal des präoperationalen Denkens sind die Zentrierung auf Zustände und die Vernachlässigung der Transformationen, die zu diesen Zuständen geführt haben. Der neue Zustand wird jeweils als Gegenstand für sich genommen und als solcher beurteilt. Wie dieser neue Zustand zustandegekommen ist, wird nicht berücksichtigt. «Das Kind», – sagt Piaget, «ist der Sklave von Transformationen, nicht ihr Meister.»[109]

---

[109] Montada, 1987², 424.

Die Zeitperspektive

Erst mit fünf oder sechs Jahren gelingt es dem Kind zwischen Vergangenheit, Gegenwart und Zukunft zu unterscheiden. Das jüngere Kind lebt im Hier und Jetzt. Die Erfahrungen des Tagesrhythmus ermöglichen erste Ansätze zu einer Zeitperspektive. So bilden Tag und Nacht, Vormittag und Nachmittag die ersten Bezugspunkte. Zukunftsrelationen werden in der Regel früher als die der Vergangenheit erfasst. Dabei ist «morgen» die Zeit, die kommt, wenn man noch einmal geschlafen hat. Im dritten Lebensjahr wird der Begriff «gestern» für Ereignisse angewendet, die irgendwann einmal stattgefunden haben. Grosse Zeiträume können nur mit Markierungspunkten emotionaler Art wie Weihnachten oder Geburtstag erfasst werden. Dennoch erwartet das Kind solche Ereignisse viel früher, als sie tatsächlich eintreffen.

Das Gedächtnis

Zusammen mit der Sprache entwickelt sich auch das Erinnerungsvermögen. Dies zeigt sich am häufigsten beim Ausbleiben erwarteter Ereignisse oder erwarteter Begegnungen, bei Verlusten, bei emotional stark besetzten einmaligen Ereignissen oder beim Wiedererkennen von Orten. Die bedeutendsten Gedächtnisleistungen vollbringt das Kind jedoch bezüglich seiner Sprachentwicklung. So achtet es pedantisch darauf, dass Märchen, Gedichte und Verse bei jeder Wiederholung genau den gleichen Wortlaut haben. Wenn nicht, kommt es zu heftigen Protesten und Korrekturen. Vermutlich dient diese Rigidität nicht nur der Sprachentwicklung, sondern auch der Stabilität des emotionalen Gleichgewichtes. Das Tatsachengedächtnis des Kindes ist in den ersten drei Lebensjahren kurz. Ereignisse werden schnell wieder vergessen, was wahrscheinlich damit zusammenhängt, dass das Kind noch nicht in der Lage ist, sie in Beziehung zu anderen Begebenheiten, zu Ort und Zeit zu bringen. Ganz anders verhält es sich mit dem emotionalen Gedächtnis.

> «Unlustgefühle, besonders Angst, die im Zusammenhang mit bestimmten Erlebnissen entstanden sind, können lebenslang wieder auftreten, wenn ein bestimmtes Situationselement zusammen mit dem sonst völlig vergessenen Erlebnis auftrat. Da das Kind die unlusterregende Situation nicht in ihren Zusammenhängen erfassen kann, heftet sich die emotionale Erinnerung an zufällige Einzelheiten, die dadurch angstbesetzt werden.»[110]

Allgemein ist das Erinnerungsvermögen von Vorschulkindern noch sehr labil. So unterliegt es Täuschungen in der Wahrnehmung, verändert sich durch suggestive Beeinflussung und wird oft kognitiven und emotionalen Bedürfnissen angepasst. Dies führt zu «Phantasielügen», die allerdings nicht mit bewusster Irreführung gleichgesetzt werden können.

Die Entwicklung der Sprache

Hannelore Grimm beschreibt die Sprachentwicklung als wechselseitigen Sozialisationsvorgang.

> «In der Mutter-Kind-Dyade vermittelt, ist Sprache das Produkt gemeinsamer Teilnahme an gesellschaftlicher Praxis. Dabei steht ‹Mutter› modellhaft für ‹primäre Bezugsperson›.»[111]

Sprache wird in einem lang anhaltenden Prozess erworben. Dabei tragen bestimmte Formen vorsprachlicher Interaktionen zur Sprachbildung bei.

> «Mutter und Kind kommunizieren von Beginn an. Dabei schafft die Mutter über den Dialog, den sie zunächst allein aufrechterhalten muss, eine gemeinsame Erfahrungswelt: Indem sie das Verhalten des Säuglings interpretiert und diesem Bedeutungen zuweist, bringt sie den Säugling allmählich dazu, selbst solche Konzepte und Regeln zu erlernen, die die Basis für den Spracherwerb bilden.»[112]

---

110 Schenk-Danzinger, 1980, 107.

111 Grimm, H.: Sprachentwicklung: Voraussetzungen, Phasen und theoretische Interpretationen. In: Oerter, R. und Montada, L. (Hrsg.). Entwicklungspsychologie. Ein Lehrbuch. München/Weinheim: Psychologie Verlags Union, 1987², 578–636, (599).

112 Grimm, 1987², 600.

Diese vorsprachliche Phase umfasst den Zeitraum nach der Geburt bis zur Produktion erster konventioneller Sprachsymbole. Konkrete Handlungsmuster sind die Nachahmung und das standardisierte Spiel. Indem die Bezugsperson das Verhalten des Kindes nachahmt, macht sie ihm sein eigenes Verhalten als Modell anschaulich, und erfüllt damit die wichtige vermittelnde Rolle eines «biologischen Spiegels»[113]. Bei den standardisierten Spielen kennzeichnet die Bezugsperson einzelne Handlungen mit übertriebenen Gesten und Ausrufen. Dadurch hilft sie dem Kind, ihre Absichten, Gesten und Vokalisationen zu verstehen, und bringt es gleichzeitig dazu, seinen eigenen Absichten Ausdruck zu verleihen. Die ersten Lautäusserungen treten in der Regel nach dem dritten Monat auf und lösen das Lallen ab. Inhaltlich haben diese Laute noch wenig oder nichts mit den Wörtern der Erwachsenensprache zu tun. Dies ändert sich mit dem Erwerb des ersten Wortes im Sinne konventioneller Symbole im Alter von etwa zwölf Monaten. Das Kind beginnt nun, bestimmte Lautkomplexe ganz bestimmten Personen, Situationen, Dingen und Merkmalen zuzuordnen. Dabei interessiert sich das Kind vorderhand vor allem für Wörter, die mit seinem Handeln und mit dem Handeln der Bezugsperson in Bedürfnissituationen zusammenhängen. Zwischen zwölf und achtzehn Monaten erwirbt das Kind eine ganze Anzahl von Wörtern, die eine umfassendere Bedeutung haben und nicht nur der Bezeichnung von Objekten und Ereignissen dienen. Für diesen Sachverhalt hat sich der Begriff des «Ein-Wort-Satzes» eingebürgert. Je nach Tonfall, Gesten und Handlungen vermittelt das Kind Fragen, Hinweise, Wünsche, Befehle, Gefühle oder Bedürfnisse. Die Eingebundenheit der Wörter in den Handlungszusammenhang macht somit ihre Bedeutung aus.

> «Die Bedeutungsvermittlung hat vorwiegend affektiven (expressiven) und regulatorischen Charakter: Das Kind vermisst etwas, freut sich über etwas und will etwas. Dabei erlebt es die Mutter als Zuschauerin und antizipiert sie als Unterstützende.»[114]

---

113 Papousek und Papousek, 1977; zit. nach Grimm, 1987^2, 600.
114 Grimm, 1987^2, 605.

Gegen Ende des zweiten Lebensjahres treten die ersten Zwei- und Dreiwort-Sätze auf. Im Vergleich zu den Ein-Wort-Sätzen, die in erster Linie affektiven Charakter haben, verleihen die Kinder in den Mehr-Wort-Sätzen weiteren Bedeutungen Ausdruck. So vermögen sie jetzt auch etwas über die Dinge selbst auszusagen. Die Sprache erhält dadurch die Qualität der Kognitivität. Somit wird die Sprache intellekuell und das Denken sprachlich.

> «Das Wichtigste, was wir über die Entwicklung von Denken und Sprechen beim Kind wissen, ist die Tatsache, dass etwa um das zweite Jahr die Entwicklungslinien des Denkens und Sprechens zusammenfallen und eine neue, für den Menschen charakteristische Verhaltensform einleiten.»[115]

Nun erwacht beim Kind das Verständnis dafür, dass jedes Ding seinen Namen hat und sein Wortschatz erweitert sich sprunghaft. Das Fragealter setzt ein. Das Kind verfügt jetzt über eine beschränkte sprachliche Kommunikationsfähigkeit. Da von allen Kindern gewisse Satzelemente wie Artikel, Hilfsverben, Konjunktionen und Präpositionen ausgelassen werden, können die Äusserungen der Kinder nach wie vor nur vor dem Hintergrund der Gesamtsituation eindeutig interpretiert werden. Ohne Kontext sind sie immer noch mehrdeutig. Auch die grammatische Anordnung folgt einer eigenen Struktur. So stellt das Kind wichtige mit Gefühlen verbundene Wörter an den Anfang des Satzes. Die Bezugsperson nimmt nun ständig Interpretationen des Gesagten vor. Dabei überprüft sie, ob ihre Interpretation auch stimmt, indem sie die Äusserung des Kindes in grammatisch vollständiger Form wiederholt und Protest erwartet, wenn sie sich geirrt hat. Diese Wiederholungen werden als Expansionen bezeichnet. Durch diese Vorgehensweise kommt auch klar zum Ausdruck, dass das Kind mehr versteht als es sprachlich selbst produzieren kann. Aussenstehenden fällt auf, dass die Bezugsperson allerdings in ganz besonderer Wei-

---

[115] Vygotsky, 1964; zit. nach Grimm, 1987^2, 609.

se zum Kind spricht. Zahlreiche Untersuchungen belegen diesen Eindruck. Neben dem Begriff der Ammensprache (baby talk) hat sich neuerdings der Neologismus «Motherese» durchgesetzt. Diese Sprache stellt ein vereinfachtes und besonderes Register dar, das in ganz verschiedenen Sprachgemeinschaften verwendet und fortlaufend dem kindlichen Entwicklungsstand angepasst wird. Folgende Merkmale werden diesem Register zugeordnet:

- Ersetzung schwieriger Laute durch einfachere
- Hervorhebung neuer Information durch Betonung
- Übertreibung der Intonationskontur von Äusserungen
- Ersetzung von Pronomen der ersten und zweiten Person durch Eigennamen
- Verwendung von Diminutiven
- längere Pausen an Phrasen- und Satzgrenzen
- kurze und grammatisch korrekte Sätze
- Wiederholung von Wörtern und Satzteilen
- begrenzter kindgemässer Wortschatz
- Durchführung ritualisierter Sprachspiele

Offensichtlich kann der Sprache der Bezugsperson eine Sprachlehrfunktion zugeordnet werden, wobei die Rolle der Sprachlehrenden zu Beginn kaum bewusst übernommen wird.

> «Dem sehr kleinen Kind gegenüber scheint die Sprachlehrfunktion auch nicht die primäre zu sein; primär sind vielmehr die affektive, Intimität stiftende und die kommunikative Funktion: Durch ihre besondere Sprechweise stellt die Mutter eine positive affektive Beziehung zu ihrem Kind her und sichert die gegenseitige Verständigung.»[116]

Hingegen übernimmt die Bezugsperson die Rolle der Sprachlehrenden ganz bewusst während der Phase zwischen dem zweiten und vierten Lebensjahr, die hauptsächlich durch die Entwicklungsaufgabe des Spracherwerbes gekennzeichnet

---

[116] Grimm, 1987², 607.

ist. In diesem Zusammenhang bleibt auch festzustellen, dass nicht alle Bezugspersonen in derselben Weise sprachlich auf ihre Kinder eingehen können, was sich auf die Ausbildung der Sprachfähigkeit und somit auch auf diejenige der Denkfähigkeit auswirkt.

Mit drei bis vier Jahren ist der Grundaufbau der Sprache vorhanden. Verschiedenen Abweichungen von der Erwachsenensprache begegnet man teilweise bis ins Schulalter. So nehmen Kinder bei der Wort-Aussprache gewisse Vereinfachungen vor, indem sie z.B. einen Konsonanten durch einen anderen ersetzen oder unbetonte Silben auslassen. Diese Vorgehensweise scheint mit der begrenzten Artikulationsfähigkeit zusammenzuhängen. Bei der Verarbeitung komplexer Satzstrukturen, wie z.B. dem Passivsatz, fällt erneut auf, dass das Verstehen und die Produktion von Sprache nicht symmetrische Vorgänge sind. So gelingt es wohl einem fünfjährigen Kind, Passivsätze zu verstehen, jedoch ist es selbst noch nicht in der Lage, die passive Form anzuwenden. Jüngere Kinder verstehen bei den Passivsätzen sogar etwas anderes als ausgesagt wird, da sie die Sätze nicht nach den grammatischen Regeln analysieren, sondern der Strategie folgen, dass das erstgenannte Nomen das Subjekt der Handlung und das an letzter Stelle genannte das Handlungsobjekt ist. So wird der Satz «Die Katze wird vom Pudel weggeschubst» umgesetzt in «Die Katze schubst den Pudel weg». Ein anderer Bereich betrifft den Gebrauch von Wörtern, der häufig von demjenigen der Erwachsenen abweicht. So wenden Kinder ein Wort auf Gegenstände und Ereignisse an, für die der Erwachsene jeweils eigene Bezeichnungen hat (Übergeneralisierung), oder aber sie schränken den Geltungsbereich eines Wortes stärker ein als wir es tun (Überdiskrimination). Allgemein kann festgestellt werden, dass das Kind dieser Altersgruppe die Sprache sehr euphorisch erlebt und sich mit ihr äusserst kreativ auseinandersetzt. So entwickelt es unter anderem auch grosse Freude an Kinderreimen, und zwar weniger wegen des Inhaltes als vielmehr wegen der künstlerischen Sprachform und wegen des Klangs und Rhythmus der Sprache.

«Das Sprechen des Vierjährigen ist eine ständige, fast ununterbrochene Kette sprachlicher Assoziationen. Es ist, wie wenn das Kind die Welt der Sprache recht eigentlich entdeckt hätte und weiter erforscht, soweit es irgend geht. Das Kind liebt neue, ihm fremde Wörter und experimentiert mit ihnen. Es erfindet auch selbst Wörter, um damit etwas, vorwiegend lautmalend, zu bezeichnen.»[117]

Mit vier bis fünf Jahren beginnt das Kind Geschichten zu erzählen und auch auszuschmücken. Oft kommt es dabei zu Vermischung von Phantasie und Realität, was für dieses Alter charakteristisch ist.[118] Das Kind beginnt sich auch für die ersten Märchen zu interessieren und hört vor allem gerne Geschichten, die seinem eigenen Erlebnisbereich entstammen.

Mit fünf bis sechs Jahren äussert das Kind bestimmte Gefühle und Stimmungen bereits verbal. Schimpf- und Drohwörter tauchen auf. Auch setzt es nun die Sprache vermehrt ein, um sich abzugrenzen. Es kommt zu Widerspruch, Einwänden und provozierendem Gebrauch der Gassensprache.

Abschliessend möchte ich mit den folgenden Worten von Herzka nochmals kurz auf die wichtigsten Funktionen der Sprache hinweisen:

«Die Sprache dient, zunächst der Vermittlung von Gefühlen und elemantaren Bedürfnissen, später verschiedenen Wünschen und Aufforderungen und schliesslich der Mitteilung von Überlegungen und Gedankengängen. Die Entwicklung des Denkens und Bewusstseins ist mit der Fähigkeit, sprachlich zu formulieren, verbunden. Dabei spielt die innere Sprache, die sich nicht an Aussenstehende wendet, eine wichtige Rolle. Jüngere Kinder – und bisweilen auch ältere – pflegen diese innere Sprache manchmal hörbar, in Form von Selbstgesprächen, zu äussern. Diese Selbstgespräche dienen der Ausformulierung von Gedankengängen oder Zusammenhängen; manchmal haben sie auch die Aufgabe, bestimmte Gefühle unter Kontrolle zu bringen, zum Beispiel eine Angst zu bannen. In solchen Momenten wird deutlich, dass das Aussprechen es ermöglicht, etwas Unbestimmtes und infolge seiner Unbestimmtheit besonders Bedrohliches in eine Form zu bringen und dadurch fassbar zu machen.»[119]

---

117 Herzka, 1972, 58.
118 Vgl. Kap. Die Entwicklung der kognitiven Fähigkeiten (S. 86)
119 Herzka, 1989, 61.

Die Entwicklung frühkindlicher Ängste

Der Beginn des eigentlichen Angsterlebens beim Kind liegt nach SILVIA SCHÄPPI-FREULER[120] vermutlich im Altersbereich zwischen fünf und sieben Monaten. Bis zu diesem Alter verfügt der Säugling erst über diffuse Ausdrucksmöglichkeiten, die lediglich unlustvolle Erregung, und abgesehen von den Schreckreaktionen, noch keine eindeutige Angst erkennen lassen.

Die erste Angst lässt sich beim Kind in der Regel in seinem Realisieren des Fremdseins von Menschen, später von Dingen, Räumen und Situationen beobachten. Das Erkennen des Fremden als Nicht-Eltern setzt die Festigung der Bindung an die Eltern als unverwechselbare Bezugspersonen voraus. Das Kind kann die fremden Eindrücke nicht in sein bisheriges Erfahren einordnen, was einen Einbruch in seine Sicherheit bedeutet. Zudem ist es in seiner Anpassungsfähigkeit noch nicht beweglich genug, um diesen Bruch im Gleichgewicht sensomotorischer und sozialer Gewohnheiten zu ertragen.

Kurz nach dem Auftreten der Fremdenangst tritt die Trennungsangst auf. Sie lässt sich beobachten, wenn das Kind die Mutter aus dem Gesichtsfeld verliert, vergeblich nach ihr ruft und schliesslich verzweifelt weint. Das Bewusstsein der Gefahr, hier der Verlust der Mutter, impliziert zugleich die Anfänge des Selbstbewusstseins des Kindes.

In diesen frühesten Angstsituationen wird das Kind hilflos von der Angst überrumpelt. SIGMUND FREUD bezeichnet diese Situation als «traumatische Angst»[121]. Das Kind versucht, die angsterregende Situation zu vermeiden, indem es verzweifelt schreit und sich allenfalls noch an seine Bezugsperson klammert.

---

[120] Vgl. Schäppi-Freuler, S.: Zur Entwicklung frühkindlicher Ängste. Veröffentlichte Dissertation, Universität Zürich, Abt. Anthroplogische Psychologie. Zürich: Juris Druck+Verlag, 1976.

[121] Freud, S., 1932; zit. nach Schäppi-Freuler, 1976, 39.

Der nächste Schritt in der Angstenwicklung ist verbunden mit der zunehmenden Festigung der Erinnerungsspuren zum Gedächtnis und mit dem antizipierenden Vorstellungsvermögen für drohende Gefahren. Gegen Ende des ersten Lebensjahres lernt das Kind, die wiederholten Zeichen, die ein Verlassenheitserlebnis ankünden, zu beachten, das Verlassenwerden zu antizipieren und Angst vor der Trennung[122] zu erleben. Während der ersten drei bis vier Lebensjahre lassen sich verschiedene Trennungsreaktionen beobachten.[123] Im Alter von 5 bis 10 Monaten wirken kurze Trennungen als Stimmungsdämpfer. Das Kind verliert scheinbar das Interesse an seiner Umgebung und scheint sich in äusserer Passivität die Bezugsperson in Erinnerung und Fantasie zu vergegenwärtigen. Will eine andere Person das Kind trösten, bricht es meistens in Tränen aus. Kommt die Bezugsperson zurück, hellt sich die Stimmung sofort auf, und das Kind wird wieder aktiv. Zwischen 10 und 18 Monaten kann das Kind dieses Stimmungstief bei kurzen Trennungen meist überwinden. Es tritt nur noch selten und kurz auf, und das Kind hat bei Bedarf die Möglichkeit, die Mutter aktiv zu suchen. Nach 18 Monaten sind die Trennungsreaktionen wieder intensiver und sehr unterschiedlich. Das Erscheinungsbild ist abhängig von der spezifischen Beziehung des Kindes zur Bezugsperson und von den Erlebnissen des Kindes. Auch das Wesen des Kindes spielt dabei eine Rolle. Meistens klingen die Trennungsängste im vierten Lebensjahr ab oder hören unvermittelt auf. Das Kind kann nun kürzere Abwesenheiten der Bezugsperson besser ertragen. Es kann während dieser Zeitspannen eigene Aktivitäten entfalten und fühlt sich auch mit weniger vertrauten Ersatzbetreuern sicher, besonders, wenn es um den Aufenthaltsort der Bezugsperson weiss.

Mit den Anfängen der Gewissensbildung im zweiten Lebensjahr kann die Angst vor Liebesverlust und Strafe und später die Schuldangst zur stärkeren Bedrohung werden als die Ge-

---

122 Vgl. Kapitel Die Entwicklung des Sozialverhaltens (S. 68).
123 Vgl. Mahler et al., 1980.

fahr der räumlichen Trennung. Durch die ersten Verbote und Gebote wird das Kind auch erstmals mit elterlichem Tadel, zum Teil sogar mit Strafen konfrontiert. Vor allem im dritten Lebensjahr reagiert das Kind sehr empfindlich auf solche Vorwürfe und Massnahmen, setzt es diese doch mit Liebesentzug und Ablehnung seiner gesamten Person gleich.

> «Es ist nicht wie beim jüngeren Kind der Ton der Schelte allein, der es beeindruckt, sondern es sind die Urteile der anderen, insoweit sie sich nicht nur auf seine Handlungen, sondern auf seine ganze Person beziehen. Das Kind kann jetzt eine tiefe Demütigung empfinden, wenn es bei einer Verfehlung ertappt und der Strafe durch andere unterworfen wird.»[124]

Aber auch bestimmte Erlebnisse wie Geschwistergeburt, vorübergehende Aufnahme anderer Kinder in die Familie usw. begünstigen die Angst vor Zuwendungs- und Liebesverlust, was sich meistens in Eifersuchtsreaktionen ausdrückt. Deswegen versucht das Kind, in der Angst vor Liebesverlust entweder die gefürchtete Konkurrenz auszuschalten oder sich im Schuldzusammenhang die Liebe der Bezugsperson durch Versöhnungsverhalten, schmeichelndes Werben usw. zu sichern. Vom vierten oder fünften Lebensjahr an, wenn sich das eigene Gewissen immer mehr ausbildet, treten Schuldgefühle und damit die Ängste vor Bestrafung vermehrt in den Vordergrund. Dabei

> «...erzeugen häufige Ermahnungen und Strafen der Eltern beim Kind nicht nur Angst, sondern auch Ärger, Wut oder gar Hass. Aber diese Empfindungen sind weniger eine innere Befreiung sondern eher ein ‹Bumerang›: Da sie gegen die verinnerlichten Normen des Kindes verstossen (‹Du darfst nicht böse über deine Eltern denken!›), verstärken sie noch seine Schuldgefühle.»[125]

In diesem Zusammenhang kommt es vermutlich vor allem im Alter des magischen Denkens zur inhaltlichen Verknüpfung der Schuldangst mit der Angst vor Elternverlust. So trifft man immer wieder auf die kindliche Vorstellung, das eigene schuldhafte Verhalten könne Krankheit und Tod der Eltern bewirken.

---

[124] Zlotowicz, M.: Warum haben Kinder Angst? Stuttgart: Klett-Cotta, 1983, 139.
[125] Stein, A.: Mein Kind hat Angst. München: Kösel-Verlag, 1982, 128.

Die soeben beschriebenen Angstinhalte lassen sich sozusagen in jeder normalen Entwicklung antreffen. Daneben kann man noch andere Ängste beobachten, die zum Teil nur bei einzelnen und zum Teil auch bei vielen Kindern auftauchen. Darunter fallen sicher die «archaischen Ängste»[126], die spontan auftreten, und deren Entstehung nur schwer zu erklären ist, hat das Kind doch keine schmerzlichen Erfahrungen mit der gefürchteten Situation oder dem Gegenstand gemacht und zuvor in der gleichen Situation keine Angst gezeigt. Offenbar ist es in seiner individuellen Entwicklung erst von einem gewissen Reifegrad an fähig, eine Situation oder einen Gegenstand als potentielle Gefahr zu erkennen und zu fürchten. ANNA FREUD[127] nennt unter anderem Angst vor Dunkelheit und Alleinsein, vor Fremden, vor neuen Eindrücken und vor lauten Geräuschen wie Donner und Wind. Diese Ängste verschwinden mit zunehmender Ichstärke und Realitätsprüfung. SILVIA SCHÄPPI-FREULER[128] zählt auch die Tierängste dazu, meist gegen Ende des dritten Lebensjahres auftauchen, und die Angst vor dem Haarewaschen vom zweiten Lebensjahr an.

Ein weiterer häufig zu sehender Angstinhalt ist die Angst vor der verfremdenden Wirkung irgendeiner Art Maskierung. Manchmal genügt nur schon ein auffälliger Hut, um das Kind zu verängstigen. Diese Angst kann zeitlich weit gestreut zwischen dem zweiten und vierten Lebensjahr auftreten, zu einer Zeit also, wo das Kind die Identität von Menschen und Dingen mit der erreichten Wahrnehmungskonstanz zu verfestigen versucht und seine Weltordnung aufbaut, wobei ihm auch die beginnende Sprachentwicklung hilft. Das Gefühl für die Identität seiner selbst und seiner Welt ist dem Kind eine wichtige Quelle der Sicherheit. Vermutlich ist es deshalb in dieser Zeit besonders verletzlich durch den Identitätsverlust, den die Maske bewirkt. Während dieser Zeitspanne tritt gleichzeitig auch die eigentliche Körperverletzungs- und Schmerzangst auf.[129]

---

[126] Freud, A.: Wege und Irrwege in der Kinderentwicklung. Stuttgart: Klett-Cotta, 1988^4, 149.

[127] Vgl. Freud, 1988^4.

[128] Vgl. Schäppi-Freuler, 1976.

Zur Situation des Spitalaufenthaltes

Gesundheit und Krankheit in unserer Gesellschaft

Die Gesundheit hat in unserer Gesellschaft einen hohen Stellenwert. So erkundigen wir uns bei der Begrüssung eines Bekannten als erstes nach seinem Befinden, und wünschen einem Verwandten oder Freund anlässlich seines Geburtstages hauptsächlich «gute Gesundheit». Auch verschiedene Sprichwörter weisen auf die grosse Bedeutung der Gesundheit hin: «Wer Gesundheit entbehrt, für den haben andere Schätze keinen Wert», oder «Gesundheit ist der grösste Reichtum».[130]

Allgemein kann auch festgestellt werden, dass das Interesse an Fragen der Gesundheit vor allem in den wirtschaftlich hoch entwickelten Ländern deutlich zunimmt. Immer häufiger begegnet man in den Medien Begriffen wie Vorsorgeuntersuchung, Fitness-Training, Gesundheitserziehung, gesunde Ernährung, Risikofaktoren, Umweltschutz etc.

Was allerdings genau unter «Gesundheit» verstanden wird, und wie sich die Begriffe «Gesundheit» und «Krankheit» voneinander abgrenzen lassen, stellt ein schwieriges Problem dar, auf das ich nur kurz anhand einiger Definitionen und ergänzender Theorieansätze eingehe. Unter dem Blickwinkel eines möglichen Spitalaufenthaltes setze ich mich ausführlicher mit dem subjektiven Krankheitserleben des Erwachsenen und des Kindes im Vorschulalter und der Familie auseinander.

---

[129] Vgl. Kapitel Die Entwicklung der Körperwahrnehmung (S. 78)
[130] Vgl. Wander, K.F.W.: Deutsches Sprichwörterlexikon in 5 Bänden. Bd. 1. Aalen: Scientia, 1963.

Definitionen von Gesundheit und Krankheit

Beschäftigt man sich mit den Begriffen Gesundheit und Krankheit, so wird klar ersichtlich, dass keine allgemeingültige Definition von Gesundheit und Krankheit existiert. Vielmehr lassen sich vier Perspektiven unterscheiden, aus denen man Gesundheit und Krankheit betrachten kann:

1. Beim naturwissenschaftlich-somatischen Interpretationsansatz orientiert man sich an normabweichenden physiologischen und biochemischen Prozessen oder anatomischen Strukturveränderungen. Diesem Krankheitsverständnis fühlt sich die Schulmedizin verpflichtet. Krankheit wird definiert als objektiv messbares Abweichen von empirisch ermittelten Normen.

2. Beim psychologischen Interpretationsansatz wird Krankheit als subjektiv erlebte Missempfindung wahrgenommen. Dabei sind die individuellen Unterschiede sehr gross. Der eine fühlt sich bei gewissen Beschwerden krank, der andere beachtet dieselben nicht weiter. Ebenso stark unterscheidet sich das Gesundheits- und Krankheitsverhalten in verschiedenen sozialen und kulturellen Gruppen.

3. Beim soziologischen Interpretationsansatz wird derjenige als krank bezeichnet, der in erheblichem Masse von den sozialen Normen abweicht und nicht mehr in der Lage ist, sozialen Rollenanforderungen zu genügen. Allerdings billigt die Gesellschaft nur demjenigen die Rolle des Kranken zu, der in ihren Augen unschuldig für sein Verhalten ist. Der Abweichende wird also jeglicher Verantwortung enthoben.

4. Beim juristischen Interpretationsansatz sind folgende Fragen von Bedeutung: Hat jemand Anspruch auf Heilbehandlung oder Rente? Ist jemand – falls eine Straftat vorliegt – strafrechtlich belangbar?

Was unter gesund bzw. krank verstanden wird, hängt somit von der zugrundeliegenden Denkrichtung ab. Keiner der Interpretationsansätze wird jedoch der Komplexität der Phänomene Gesundheit und Krankheit gerecht, da jeweils nur ein ganz bestimmter Aspekt ins Zentrum der Aufmerksamkeit gestellt wird. Gemeinsam ist den Definitionsansätzen, dass sie Krankheit als Abweichung von der im jeweiligen Bezugssystem festgelegten Norm bezeichnen. Mit der Bestimmung des Normalen wird das Gesunde festgelegt, das Kranke ergibt sich als alternativer Zustand. Unklar bleibt jedoch, wo sich die Grenze zwischen gesund und krank genau befindet. Dabei stellt sich auch die Frage, ob überhaupt klar abgegrenzt werden kann, oder ob nicht vielmehr davon ausgegangen werden soll, dass jemand mehr oder weniger gesund bzw. krank ist. Als weiteres Kriterium lässt sich aufführen, dass alle Definitionsversuche die Pathogenese nicht miteinbeziehen. Die Ursachen von Gesundheit und Krankheit werden ausser acht gelassen. Interessant in diesem Zusammenhang scheint mir auch die Frage, ob jemand uneingeschränkt gesund ist oder lediglich unter bestimmten Umweltbedingungen.[131] Verschiedene Theorien der Gesundheit und Krankheit setzen sich mit diesen Problemkreisen näher auseinander.

Theorien der Gesundheit und Krankheit

Krankheit wird einerseits von jedem einzelnen individuell wahrgenommen und erlebt, andererseits reagiert auch die Gesellschaft auf das Kranksein ihrer Mitglieder. «Krankheit wird vergesellschaftet.»[132] Vor allem in unserer hochindustrialisierten und leistungsorientierten Gesellschaft erhält das Phänomen Krankheit eine grosse Bedeutung. Schliesslich reduzieren sich dadurch Produktion und Konsumation, zusätzlich werden

[131] Vgl. Becker, 1982.
[132] Troschke, 1974, 107.

enorme Kosten verursacht. Fragen der Bewahrung, Förderung und Wiederherstellung der Gesundheit erhalten somit einen grossen Stellenwert.

> «Der Dienst am Kranken steht oft allzu einseitig unter dem Vorzeichen des Kampfes gegen ein höchst überflüssiges Übel, und gerade damit ist dem Kranken nicht gut genug gedient. Zu kurz kommt jene Hilfe, die dem Kranken ermöglicht, mit seiner Krankheit etwas anzufangen, in ihrer Last einen Sinn und inneren Gewinn zu finden.»[133]

PARSONS' soziologische Theorie der Gesundheit und Krankheit setzt genau an diesem Punkt an, definiert er doch die Gesundheit

> «als den Zustand optimaler Leistungsfähigkeit eines Individuums für die wirksame Erfüllung der Rollen und Aufgaben, für die es sozialisiert worden ist»[134].

Krankheit ist somit durch eine generalisierte Störung der Leistungsfähigkeit des Individuums charakterisiert, so dass die normalerweise erwartete Erfüllung von Aufgaben oder Rollen nicht mehr gewährleistet ist. Dabei wird die Rolle des Kranken durch vier spezifische Merkmale festgelegt:

1. Nichtverantwortlichkeit für die Erkrankung und Unfähigkeit, sie aus eigener Kraft und in einem einfachen Willensakt zu überwinden.

2. Befreiung des Kranken von seinen normalen Rollen- und Aufgabenverpflichtungen.

3. Anerkennung der Unerwünschtheit des Krankheitszustandes durch den Patienten und Mitarbeit an der Genesung.

---

133 Görres, A. (Hrsg.): Der Kranke – Ärgernis der Leistungsgesellschaft. Düsseldorf: Patmos-Verlag, 1971, 8.

134 Parsons, T.: Definition von Gesundheit und Krankheit im Licht der Wertbegriffe und der sozialen Struktur Amerikas. In: Mitscherlich, A., Brocher, T., Mering, O. v. und Horn, K. (Hrsg.): Der Kranke in der modernen Gesellschaft. Köln: Kiepenheuer und Witsch, 1967, 57–87, (71).

4. Verpflichtungen des Kranken und seiner Angehörigen, kompetente Hilfe zu suchen und kooperativ mit dieser zusammenzuarbeiten, sowie Bereitschaft zu zeigen, eine drohende Krankheit, wenn immer möglich, zu verhindern.

Wenn jemandem von der sozialen Gemeinschaft der Status des «Kranken» zugebilligt wird, dann erhält er zwar bestimmte Sonderrechte, diese werden jedoch mit klar umrissenen Verpflichtungen gekoppelt. Einerseits wird er von der Verantwortung für seinen Zustand freigesprochen, von bestimmten Alltagspflichten entlastet und hat einen legitimen Anspruch auf fachmännische Hilfe, andererseits muss er sich aber aktiv um eine Behandlung und baldige Genesung bemühen.

Eine bedeutend umfassendere Gesundheitstheorie stammt von Aaron Antonovsky[135]. Er vertritt ein Kontinuumsmodell der Gesundheit bzw. Krankheit. Ein Mensch ist mit anderen Worten nicht entweder gesund oder krank, sondern mehr oder weniger gesund oder krank. Dieses Gesundheitsniveau wird vorerst einmal durch psychosoziale, physische und biochemische Stressoren bestimmt. Antonovsky geht davon aus, dass der Organismus auf einen Stressor zunächst mit einem Zustand der Spannung reagiert. Dieser Spannungszustand kann pathologische, neutrale oder heilsame Auswirkungen haben. Das Ergebnis hängt von der Effizienz der Spannungsbewältigung ab. Schlechte Spannungsbewältigung führt zum Stress-Syndrom und infolgedessen zu einer Verschiebung der Position des Individuums auf dem Gesundheitsniveau in Richtung Krankheit. Gute Stressbewältigung hat den entgegengesetzten, gesundheitsfördernden Effekt. Folgende Faktoren tragen zu einer adäquaten Spannungsbewältigung bei, indem sie eine Vielzahl von Stressoren entweder vermeiden oder bekämpfen und damit verhindern, dass ein Spannungszustand in einen Stresszustand

---

[135] Vgl. Antonovsky, 1979.

übergeht: Materieller Wohlstand, Wissen und Intelligenz, Ich-Identität, Rationalität, Flexibilität und Weitsichtigkeit beim Lösen von Problemen, soziale Unterstützungssysteme sowie intakte Sozialstrukturen und eine funktionierende Gesellschaft. Die möglichen Bewältigungsfaktoren können also seitens des Individuums, seiner Primärgruppe, einer Subkultur oder der Gesellschaft vorhanden sein. Zusätzlich spielt der Kohärenzsinn eine entscheidende Rolle bei der erfolgreichen Spannungsbewältigung. Antonovsky versteht darunter ein generelles Gefühl des Vertrauens, dass die eigene Umwelt vorhersagbar ist, und dass sich die Dinge mit grösster Wahrscheinlichkeit so entwickeln werden, wie man es vernünftigerweise erwarten kann. Dieser Kohärenzsinn wird einerseits durch die erwähnten Bewältigungsfaktoren und andererseits durch spezifische Lebenserfahrungen aufrechterhalten und gefördert.

Zusammenfassend kann gesagt werden, dass die Position auf dem Gesundheitsniveau vom Resultat der Auseinandersetzungen zwischen den Stressoren und den Bewältigungsfaktoren im Individuum und in der Umwelt bestimmt wird, wobei der Kohärenzsinn bei diesen Auseinandersetzungen eine entscheidende Rolle spielt.

Orientiert man sich an diesen Theorien, so kann abschliessend festgehalten werden, dass Krankheit nicht als persönliches Schicksal des einzelnen verstanden werden kann, sondern immer im Kontext sozialer Lebensbedingungen gesehen werden muss.

> «Krankheit wird zunehmend erkannt als Geschehen in einer Sozietät. Es steht in enger Beziehung zu den Normen und Werten der Gesellschaft, in der es sich ereignet und ist das Ergebnis vielfältiger Prozesse, wie politökonomische Verhältnisse, Krankheitsverständnis in der Gesellschaft, soziale Position und Status des einzelnen bzw. von Gruppen, Organisation medizinischer Versorgung, Arbeitsbedingungen, Sozialisationsformen etc.»[136]

---

[136] Troschke, 1974, 149.

Krankheitserleben des Erwachsenen

Krankheiten treten im Gegensatz zu Unfällen in der Regel nicht von einem Moment zum anderen auf. Der Übergang vom Gesundsein zum Kranksein ist häufig fliessend. Meistens werden die ersten Anzeichen von Beschwerden verdrängt oder ignoriert, denn die Erwägung einer Krankheit ist mit zu vielen Besorgnissen verbunden. Die Angst vor dem Kranksein ist weit verbreitet. So gaben in einer amerikanischen Untersuchung von P. R. ROBBINS (1962) 78% der Befragten an, Angst davor zu haben, krank zu werden.[137] Sobald die Krankheit akzeptiert wird, richten sich auch schon alle Bemühungen darauf, so schnell wie möglich wieder gesund zu werden.

Krankheit bedeutet Hilflosigkeit. Sobald der Kranke seiner gewohnten Tätigkeit nicht mehr nachgehen kann, kann seine Inaktivität ihm das Gefühl des Ausgeliefertseins oder der Abhängigkeit vermitteln. Hilflosigkeit und Ängstlichkeit stehen aber dem Streben unserer westlichen Kultur nach Leistung und Autonomie entgegen. Krankheit kann deshalb als Schwäche oder Versagen empfunden werden. Je nach dem Schweregrad der Erkrankung ist der Betroffene auf die Unterstützung anderer angewiesen und kann sich ausgestossen oder nutzlos vorkommen. Unzufriedenheit, Schuldgefühle und Resignation können die Folge davon sein. Aus mangelnden Befriedigungsmöglichkeiten im Beruf wie auch im Privatleben ergeben sich Frustrationen, die sich in Depressivität, Agressivität oder Rückzug von der Umwelt ausdrücken können.

Krankheit bedeutet Angst. Da der Kranke seine Symptome im allgemeinen nicht richtig interpretieren kann, befürchtet er schlimme Folgen, oft schlimmere, als es der Realität entspricht. Oft ist die Angst auch eine Lebensangst. Wenn die Krankheit sehr massiv in das bisherige Leben eingreift, beginnt der Betrof-

[137] Vgl. Troschke, 1974.

fene am Sinn seines zukünftigen Lebens zu zweifeln. Krankheit kann auch Anlass zu einer Lebensbilanz sein, da der Kranke in starkem Masse auf sich selbst zurückgeworfen ist. Krankheit mit Angst verbunden löst eine Auseinandersetzung mit dem Tod aus.

Krankheit bedeutet Einsamkeit. Einerseits ist der Kranke in seinem Kranksein als solches einsam, weil kein Gesunder ihn wirklich verstehen und mitempfinden kann, was es bedeutet, diese Schmerzen zu haben. Andererseits ist der Kranke tagsüber bedeutend mehr allein, als er es als Gesunder war, denn seine sozialen Kontakte sind eingeschränkt. Er ist weniger mobil, erträgt andere Menschen nicht mehr lange und muss sich schonen. Je schlechter es ihm geht, desto einsamer und verlassener fühlt er sich. Indem die soziale Umwelt schnell das Interesse am Kranken verliert, wird dieser Vorgang noch beschleunigt.

Krankheit bedeutet Auseinandersetzung mit der Leiblichkeit. Körperfunktionen, denen im alltäglichen Leben keine weitere Beachtung geschenkt wird, – Stuhlgang, Schweissabsonderungen, Atmung, Herzschlag –, bekommen plötzlich eine zentrale Rolle im Erleben des Kranken. Ebenfalls verändert sich die Beziehung zum erkrankten Körperteil. So wird das kranke Organ zum autonomen Objekt, von dem sich der gesunde Organismus distanziert. HERBERT PLÜGGE schreibt dazu:

> «Der Mensch ist nicht nur Leib, er hat diesen Leib auch. Er kann, ähnlich wie über einen in seinem Besitz befindlichen Gegenstand, über seinen Körper verfügen, er kann ihn – in Grenzen – objektivieren.»[138]

Da die einzelnen Organe jedoch Teile des Körpers sind, haben sie auch Einfluss auf den Menschen. Verändert sich demzufolge ihr Zustand, ändert sich auch sein Zustand.

---

[138] Plügge, 1962; zit. nach Engelhardt, K., Wirth, A. und Kindermann, L.: Kranke im Krankenhaus. Stuttgart: Ferdinand Enke Verlag, 1973, 96f.

> «Ein Mensch, dessen Befinden durch den Krankheitsprozess modifiziert ist, hat auch einen anderen Weltbezug; ein Kranker nimmt die Umwelt anders wahr als ein Gesunder. Seine Denkvorgänge, Gefühle, Empfindungen und Sinneswahrnehmungen sind verändert.»[139]

Krankheit löst beim Betroffenen ganz unterschiedliche Reaktionen aus. Welche Reaktionen gezeigt werden, hängt von vielen Variablen ab: Lokalisation, Art, Schweregrad und Verlauf der Erkrankung, Persönlichkeitsstruktur, Vorerfahrung mit Krankheiten, Erwartungen der Umwelt, Verhalten der Umwelt, Situation in Beruf und Familie und Vorstellung von der Zukunft.[140] Bei den beobachteten Reaktionen handelt es sich um Schuldgefühle, Angst, Regression, Depression und Beeinträchtigung des Selbstwertgefühles.

Schuldgefühle können sich zum einen auf das Zustandekommen der Krankheit und zum anderen auf deren Folgen beziehen. Im ersten Fall macht sich der Betroffene Selbstvorwürfe; er glaubt, für die Entstehung der Krankheit durch sein Verhalten verantwortlich zu sein. Im zweiten Fall bemitleidet der Erkrankte andere, weil sie an seiner Krankheit mitzutragen haben.

Angst kann ausser einer adäquaten Reaktion auf ein Krankheitsereignis auch Ausdruck eines unbewusst motivierten Konfliktes sein, der seinen Ursprung in der Vergangenheit hat, und für den die Krankheit nur als auslösendes Moment zu betrachten ist. In solchen Fällen ist die Reaktion übergross im Vergleich zur Ursache und erscheint vernunftwidrig. Was zudem von einem angsterregenden Ereignis – in diesem Fall von einer Krankheit – nach aussen dringt, hängt nicht nur vom Anlass selbst, sondern auch von der Angstabwehr ab. Als Abwehrformen kommen beim Erkrankten vor allem Verdrängung, Verleugnung, Regression, Rationalisierung und Projektion vor. Auch unangenehme Vorerlebnisse mit Krankheiten können

---

139 Engelhardt et al., 1973, 97.
140 Vgl. Engelhardt et al., 1973.

grössere Angstgefühle auslösen. In solchen Fällen kann von traumatischer Sensibilisierung gesprochen werden. Möglicherweise kann eine erhöhte Angstbereitschaft auch angeboren sein.

Die Regression gehört zu den Abwehrmechanismen infolge eines angstauslösenden Konfliktes, und findet sich oft bei schweren und chronischen Erkrankungen. Lederer beschreibt vier Hauptcharakteristika der Regression: Egozentrik, Interesseneinschränkung, emotionale Abhängigkeit und Hypochondrie.[141] Die Egozentrik lässt sich daran erkennen, dass der Erkrankte sich auffällig mit sich selbst beschäfigt. So kontrolliert er seine Körperfunktionen genauestens, duldet keinen Bedürfnisaufschub, misst Kleinigkeiten grösste Bedeutung zu und redet über seine Symptome in übertriebener Art und Weise. Die Interesseneinschränkung kann alle Gebiete betreffen, für die der Kranke früher Interesse zeigte, einschliesslich der Prognose seiner Krankheit. Die emotionale Abhängigkeit äussert sich vor allem darin, dass der Kranke ein Übermass an Zuwendung verlangt und die betreuende Person ständig um sich haben möchte. Bei der Hypochondrie konzentriert sich die ganze Aufmerksamkeit des Kranken auf seine körperlichen Beschwerden, die meist sehr zahlreich sind und ängstlich beobachtet werden, sowie in klagender Weise vorgebracht und detailliert berichtet werden. Das regressive Verhalten stellt hohe Ansprüche an die Umgebung, da der Kranke hartnäckig auf seinen Forderungen beharrt und rational kaum beeinflussbar ist.

Die Depression äussert sich in einem Gefühl der Niedergeschlagenheit und Hoffnungslosigkeit. Sie kann den Kranken beherrschen, was zur Folge hat, dass er sich aus Beziehungen und von Aktivitäten zurückzieht, Gleichgültigkeit sich selbst und seiner Umwelt gegenüber empfindet und nicht mehr in der Lage ist, Freude am Leben zu empfinden.

---

141 Vgl. Engelhardt et al., 1973.

Einschränkung der Leistungsfähigkeit, Abhängigkeit, Entstellung und Beeinträchtigung wichtiger körperlicher Funktionen führen oft zu einer Selbstwertminderung. Scham, Verunsicherung und Isolation wie auch Rückzug aus Beziehungen und Nachlassen von Aktivitäten können die Folgen sein.

Die Auseinandersetzung mit Krankheit ist für jeden Menschen schwierig. Krankheit kann das ganze Leben verändern, beeinträchtigen oder sogar bedrohen. Wie wir gesehen haben, heisst Krankheit nicht allein Beeinträchtigung oder Verlust einer körperlichen Funktion,

> «sondern Krankheit betrifft immer den ganzen Menschen in seinem jeweiligen Menschsein, im Ganzen seiner sozialen Bezüge. Man kann also sagen, dass es Krankheit an sich genau so wenig gibt, wie es Menschsein an sich gibt. Es gibt immer nur die ganz bestimmte Krankheit eines ganz bestimmten Menschen»[142].

Die Ausführlichkeit dieses Kapitels rechtfertigt sich durch den Umstand, dass das Krankheitserleben des Erwachsenen, seine Einstellung zu Krankheit und sein persönlicher Umgang mit Krankheit das Krankheitserleben des Kindes entscheidend beeinflussen kann. Unbewusst übernimmt das Kind aus den Reaktionen seiner Eltern deren Einstellungen und Verhaltensweisen.

Krankheitserleben des Kindes im Vorschulalter

Das Kind erlebt das Kranksein und die damit verbundenen therapeutischen Massnahmen belastender als der Erwachsene. Zum einen hängt dies damit zusammen, dass das Kind sich nicht nur von der inneren Gefahr – der Krankheit – bedroht fühlt, sondern sich in viel stärkerem Masse als der Erwachsene auch äusseren Gefahren – pflegerischen wie ärztlichen Massnahmen, ver-

---

142 Wunnerlich, A.: Zur Psychologie der auswegslosen Situation. Bern: Verlag Hans Huber, 1972, 12.

ändertes Verhalten der Eltern – ausgesetzt fühlt. So stellte schon Anna Freud fest, dass

> «nicht selten die Leiden der zweiten Art diejenigen sind, die die grössere affektive Bedeutung für spätere Nachwirkungen oder für die psychische Schädigung des Kindes in der Krankheitsperiode haben[143].»

Ein anderer Grund für die grössere psychische Belastung findet sich vor allem auf dem Hintergrund entwicklungspsychologischer Faktoren. So werden die Kinder

> «leichter von Ereignissen überwältigt, da sie sich mit Frustrierungen weniger leicht abfinden und in geringerem Masse dafür ausgestattet sind, mit einem Unglück fertig zu werden, und da ihr Gefühlsgleichgewicht alles andere als stabil ist und durch jede Zunahme an Angst ins Wanken gerät[144].»

Das Kind spürt, dass mit ihm etwas geschieht. Es fühlt sich im akuten Krankheitsstadium anders als sonst, benommen und ungemütlich, vielleicht hat es sogar Schmerzen. Es empfindet die Krankheit als etwas Fremdes und Bedrohliches, das in seine geordnete Welt einbricht und sie zerstört:

> «Wenn ein Kind fühlt, dass etwas mit ihm nicht in Ordnung ist, fürchtet es sich normalerweise, und sein Sicherheitsgefühl und sein Selbstvertrauen leiden darunter.»[145]

Anna Freud beschreibt zwei typische Reaktionen auf das Kranksein. So ziehen sich manche Kinder, die als Gesunde einen guten Kontakt mit ihrer Umwelt, ihrem Spielzeug und den täglichen Ereignissen haben, zu Beginn einer Erkrankung von allem zurück und kauern matt und gelangweilt in einer Ecke. Auf der Höhe der Krankheit liegen sie bewegungslos im Bett, keh-

---

[143] Freud, A.: Die Rolle der körperlichen Krankheit im Seelenleben des Kindes. In: Freud, A. und Bergmann, Th. (Hrsg.): Kranke Kinder. Frankfurt a. M.: Fischer TB Verlag, 1977, 107–123, (109).

[144] Freud, A. und Bergmann, Th.: Kinder im Krankenhaus. In: Freud, A. und Bergmann, Th. (Hrsg.): Kranke Kinder. Frankfurt a. M.: Fischer TB Verlag, 1977, 3–106, (24).

[145] Beverly, 1936; zit. nach Troschke, 1974.

ren das Gesicht zur Wand und lehnen Spielzeug, Nahrung und liebevolle Annäherung ab. Sie machen den Eindruck von Schwerkranken, auch wenn sie nichts weiter als Halsweh, Bauchweh oder leichtes Fieber haben. Andere reagieren in umgekehrter Weise. Sie verlangen vermehrte Zuwendung, Liebe und Aufmerksamkeit und werden dadurch in einer ihrem Alter nicht mehr entsprechenden Weise anspruchsvoll, quälerisch und von der Anwesenheit der Pflegeperson abhängig.[146]

Durch die auffallende Wesensveränderung jagen die Kinder ihren Eltern oft einen grossen Schrecken ein und lösen bei ihnen Empfindungen der Unsicherheit und Angst aus, was sich wiederum auf ihr Verhalten dem kranken Kind gegenüber auswirkt. So erhält das kranke Kind in den meisten Familien mehr liebevolle Zuwendung und Fürsorge. Auch bei den Erziehungsanforderungen erfährt es eine ihm unbekannte Nachgiebigkeit. Im Gegensatz dazu wird es zum Teil jedoch mit gutgemeinten Versagungen und Zwängen (z.B. Zwangsernährung) konfrontiert. Das Kind versteht diese Veränderungen im Benehmen seiner Eltern nicht, und es fühlt sich in seinem Sicherheitsgefühl doppelt bedroht.

Dem Kind im Vorschulalter fällt es nicht leicht, sich mit der Rolle des Pfleglings abzufinden. Einerseits hat es das Bedürfnis nach Pflege, andererseits wehrt es sich aber dagegen, gepflegt zu werden. Dieses Phänomen hängt damit zusammen, dass das Kind eben erst gelernt hat, seinen Körper selbst zu verwalten.

> «Die schrittweise Beherrschung der eigenen Körperfunktionen, das heisst die Selbständigkeit im Essen, Urinieren, Defäzieren, Waschen, Anziehen usw. sind für das Kind wichtige Stationen auf dem Weg der Ichentwicklung; [...]. Jeder Rückschritt auf diesem Weg zugunsten der Krankenpflege (oder aufgrund der Schwächung des Körpers) bedeutet darum einen gleich grossen Verlust an Ichfunktion, das heisst eine Regression zu früheren, passiveren Niveaus der kindlichen Entwicklung.»[147]

---

146 Vgl. Freud, A., 1977.
147 Freud, A., 1977, 110f.

Manche Kinder wehren sich standhaft gegen die von aussen erzwungene Regression, lehnen die Pflege ab und benehmen sich als unkooperative Patienten. Andere geben die früheren Erwerbungen auf, sinken in die Hilflosigkeit zurück und lassen passiv alles mit sich geschehen. Dabei gehen neuerworbene und noch nicht fest verankerte Ichfähigkeiten als erste verloren.

Die eingeschränkte Bewegungsfreiheit bereitet dem Kind ebenfalls grosse Mühe. Dies erstaunt nicht, wird es doch dadurch gezwungen, einen entscheidenden Teil seiner Unabhängigkeit aufzugeben. So hat es zum Beispiel weniger Möglichkeiten, die Welt zu erobern, sich Beachtung und Aufmerksamkeit anderer Personen zu verschaffen oder sich durch Beschäftigungen und Spiele selbst zu bestätigen. Das Kind kompensiert diese Mängel, indem es neue Verhaltensweisen entwikkelt, um Zuwendung zu erlangen. So fordert es auch dann Hilfe, wenn diese nicht notwendig wäre, weint, wenn die Bezugsperson das Zimmer verlässt, und jammert und klagt. Als weiterer Faktor kommt hinzu, dass Spannungen nicht mehr in der Bewegung ausagiert werden können. Die eingedämmte Aggression äussert sich dann unter Umständen in stereotypen oder ticartigen Bewegungen, in Ruhelosigkeit, in gesteigerter Reizbarkeit und im Gebrauch von Schimpfwörtern. Der grosse Widerstand gegenüber der Bewegungseinschränkung kann auch deswegen verstärkt sein, weil manche Eltern diese Massnahme nach wie vor als Erziehungsmittel einsetzen.

Die Erkrankung beeinflusst das Denken des Kindes, und es richtet seine Aufmerksamkeit stärker als sonst auf den eigenen Körper. Es versucht, Erklärungen für die Krankheit und ihre Folgen zu finden. Je nach Alter und Entwicklungsstand beschäftigt es sich dabei mehr mit den äusserlichen Symptomen oder den inneren Vorgängen des Organismus. Aufgrund seiner mangelnden kognitiven Fähigkeiten und dem vorherrschenden magischen Denken kommt es zu verschiedenen Fehlinterpretationen. So ist das Kind noch nicht in der Lage, Zusammenhänge sachlogisch zu erklären. In der Situation des Unwissenden, der auf eigene Vorstellungen und Imaginationen angewiesen ist, neigt das Kind dazu, Krankheiten als Bestrafungen für reale und phantasierte Handlungen zu erleben. So sind in einer Untersuchung von Z. MICIC (1962) z.B. vier- bis fünfjährige Kinder davon überzeugt, für ihre Eifersucht auf das Baby oder für Ungehorsam bestraft worden zu sein.[148] Die elterlichen Drohungen mit Krankheit und Arztbesuch bei Nichtbefolgen ihrer Anordnungen – in der Untersuchung von THERESE B. WANSCHURA setzten immerhin noch 65% der Eltern Drohungen dieser Art als Erziehungsmittel ein[149] – verstärken diese Erklärungsversuche des Kindes zusätzlich. Oft lassen sich infolgedessen auch starke Schuldgefühle beim Kind beobachten.

Weil es dem Kind noch nicht gelingt, eine klare Trennlinie zwischen Realität und Phantasie zu ziehen, werden Ereignisse, Gegenstände und das Verhalten von Personen phantastisch interpretiert:

> «In seinem Geist, in dem die Grenzen zwischen Bewusstem und Unbewusstem, Wirklichkeit und Einbildung, Vernunft und Affekt noch nicht so eindeutig festgelegt sind wie im späteren Leben, vermischen sich archaische Furcht und primitive Ängste aus allen Entwicklungsstufen nur allzu leicht mit den realen Gefahren und verdunkeln den Sachverhalt.»[150]

Das unterschiedliche Schmerzempfinden bei Kindern lässt sich ebenfalls durch diesen Hintergrund erklären. Je stärker der Schmerz mit psychischer Bedeutung überlagert ist, desto heftiger und unerträglicher ist das Schmerzerlebnis für das Kind.

> «Das tapfere Kind, das sich nichts aus Schmerzen macht, ist nicht wirklich weniger wehleidig als andere; es steht nur weniger unter der Herrschaft unbewusster Phantasien, die sich mit dem Schmerz verbinden.»[151]

---

148 Vgl. Troschke, 1974.
149 Vgl. Wanschura, 1978.
150 Freud und Bergmann, 1977, 24.
151 Freud, A., 1977, 116.

Ausserdem ist es entscheidend, welches Organ von der Krankheit betroffen ist. Aufgrund psychoanalytischer Erkenntnisse weiss man, dass Herz, Gehirn, Genitalien, Mandeln und Augen zu den Organen gehören, die sowohl mit unbewussten wie mit realistischen Bedeutungen besetzt sind. Ihre Bedrohung greift die körperliche Integrität an und kann Todesängste auslösen.

Das Kind reagiert auf Schmerzerlebnisse nicht nur mit Angst, sondern auch mit Ärger, Wut- und Rachegefühlen gegenüber seinen Bezugspersonen, von denen es sich im Stich gelassen fühlt.

Das wenig entwickelte Zeitempfinden des Kindes führt dazu, dass alle Krankheiten endlos lang erscheinen. Weil sich die Unendlichkeit des Krankseins nicht durch ein voraussehbares Ende der Krankheit mildern lässt, wird leicht ein Gefühl von Hoffnungslosigkeit ausgelöst.

Wie das Kind mit der Krankheit fertig wird, hängt auch in hohem Masse davon ab, welche Einstellung seine engsten Bezugspersonen, im allgemeinen die Eltern, zum Kranksein haben. Da die Angst vor Krankheit bei den Erwachsenen weit verbreitet ist, sind diese oft eine schlechte Hilfe für ihre erkrankten Kinder. Einerseits sind sie selbst so stark mit ihren eigenen Ängsten, Unsicherheiten und Zweifeln beschäftigt, dass sie kaum angemessen auf das Kind eingehen können und ihm dadurch zuwenig Geborgenheit vermitteln, andererseits übernimmt das Kind zusätzlich die Ängste und Befürchtungen der Eltern. Gerade in der frühen und engen Gemeinschaft von Bezugsperson und Kind gilt HANS ZULLIGERS Ausspruch: «Angst wirkt anstekkend wie Schnupfen»[152]. Auch ANNEMARIE WUNNERLICH macht in diesem Zusammenhang auf die Abhängigkeit des Kindes von seiner direkten Umwelt aufmerksam:

---

[152] Zulliger, H.: Die Angst unserer Kinder. Frankfurt a. M.: Fischer TB, 1969, 55.

«Es soll noch einmal nachdrücklich betont werden: die Krankheit eines Kindes ist immer und in erster Linie bestimmt durch das gemeinsame Erleben der Krankheit in der Familie, also dadurch, wie sich die ganze Familie versucht, in der Situation zu orientieren, wie und ob sie versucht, gegen sie anzukämpfen, in welchem Masse sie ihr ausgeliefert ist.»[153]

Krankheitserleben der Familie

Die Familienstruktur ist dadurch gekennzeichnet, dass sich jedes Mitglied in einer bestimmten Beziehung zu den anderen Familienmitgliedern befindet. Jedes Mitglied beeinflusst die anderen und wird zugleich von den anderen beeinflusst. Üblicherweise bestehen in einer Familie mehr oder weniger festgelegte typische Verhaltensmuster, welche die Homöostase des Familiensystems garantieren. Familienhomöostase wird als Ausdruck einer emotionalen Balance verstanden, die unter den einzelnen Familienangehörigen wirksam ist. Es handelt sich dabei um die Fähigkeit, den sich ändernden Gegebenheiten zum Trotz eine gewisse Stabilität der familiären Beziehungsstrukturen zu wahren.

Das Gleichgewicht des Familiensystems ist durch ein Krankheitsereignis besonders bedroht. Die bisher bewährten Verhaltensmuster reichen in der veränderten Situation plötzlich nicht mehr aus, und es müssen neue Regelungen gefunden werden, mit denen die neuen Umstände gemeistert werden können. Die Krankheit löst somit eine familiäre Krise aus und schafft vorübergehend einen Zustand des Ungleichgewichtes. Krankheit eines Familienmitgliedes ist nie dessen Problem allein, sondern es sind alle Familienangehörigen reagierend daran beteiligt. In der Folge davon werden erstens Aufgaben umverteilt und Kompetenzbereiche verschoben, zweitens verändern sich die einzelnen Beziehungsmuster. Es kommt zu verschiedenen einschneidenden Veränderungen in den Lebensbedingungen und

[153] Wunnerlich, 1972, 14.

Gewohnheiten der Familie: Der übliche Tagesablauf verändert sich durch die Krankenpflege; die gewohnte Arbeit im Haushalt, evtl. auch die berufliche Tätigkeit, muss eingeschränkt werden; die Geschwister müssen gegenüber dem Kranken zurückstehen und werden verstärkt zu Hausarbeiten und Hilfsdiensten herangezogen; bei längerer Krankheitsdauer werden Kontakte der Familienmitglieder zu Verwandten, Freunden und Bekannten eingeschränkt.

Die Krankenbetreuung in der Familie bleibt meistens an einem einzigen Familienmitglied hängen. Dieses Mitglied übernimmt die Verantwortung, für das körperliche und seelische Wohl des Erkrankten zu sorgen. Auf der anderen Seite meldet die übrige Familie ihre Ansprüche und Rechte an. Dabei kann es vorkommen, dass das eine oder andere Mitglied Schwierigkeiten hat einzusehen, dass der Kranke nun einen Grossteil der Zeit des Betreuers beansprucht. Vor allem Kinder, aber auch der Partner, können sich deshalb zurückgesetzt fühlen und mit Eifersucht reagieren. Dies kann beim Betreuer Gefühle wie Schuld, Ärger, Traurigkeit, Überforderung oder Unverstandensein auslösen. Möglicherweise erlebt er den Konflikt, weder dem Erkranktem noch der Familie gleichermassen gerecht werden zu können. Sowohl die Bedürfnisse des Kranken wie auch die Ansprüche der übrigen Familienmitglieder können zu innerfamiliären Spannungen führen und die Beziehungen untereinander verschlechtern. Dabei beeinflusst der Schweregrad der Krankheit in der Regel auch die Schwere der Familienkrise. Wenn das Familiensystem zunehmend an Stabilität verliert, entwickeln die noch gesunden Geschwister oft signalisierende Symptome wie Schulleistungsverschlechterungen, gesteigerte Angstreaktionen, Depressionen oder psychosomatische Reaktionen.

Der Spitalaufenthalt

Um die Situation des Kindes im Spital besser nachvollziehen zu können, setze ich mich zuerst mit dem Spital als sozialer Institution und einzelnen daraus resultierenden Problemkreisen auseinander. Darauf aufbauend versuche ich einen Einblick auf mögliche Belastungsfaktoren zu geben, mit denen sich der Patient bei einem Spitalaufenthalt im allgemeinen konfrontiert sieht. Erst im Anschluss daran behandle ich die konkrete Situation des Kindes im Spital.

Die Institution Spital

Das Spital ist eine soziale Institution. JOHANN JÜRGEN ROHDE definiert Institutionen folgendermassen:

> «Institutionen sind auf Dauer gestellte Verhaltens- und Rollengefüge, mit denen die Befriedigung eines (oder mehrerer) Bedürfnisse in der Gesellschaft garantiert werden soll.»[154]

Eine Institution entsteht somit, wenn ein spezifisches Bedürfnis von der gesamten Gesellschaft anerkannt wird und seine Befriedigung ein allgemeines Ziel darstellt. Um diese Bedürfnisbefriedigung zu gewährleisten, stellt die Institution ganz bestimmte Normen und Verhaltensstrukuren zur Verfügung.

> «[...]; denn es ist nicht allein damit getan, dass die Zielsetzungen der Institution von allen geteilt werden. Vielmehr muss eben gerade das zwischen Bedürfnis und Erfolg vermittelte, kompliziert teilhafte Handeln der Glieder der Zufälligkeit enthoben und in feste, einander ergänzende Bahnen geleitet werden.»[155]

Diese normierten Vehaltensstrukturen entlasten den Menschen, damit er sich nicht immer wieder neu in ähnlichen Situationen zu entscheiden braucht. Gleichzeitig legen sie die Rolle des einzelnen im gesamten Gefüge fest, und regeln dessen Stel-

---

[154] Rohde, J. J.: Soziologie des Krankenhauses. Stuttgart: Ferdinand Enke Verlag, 1974, 93.

[155] Rohde, 1974, 106.

lung zu den anderen Beteiligten. Die Anpassung an diese festgelegten Rollen ist eine grundlegende Notwendigkeit, damit eine Institution funktionsfähig bleibt. Obwohl der zukünftige Rollenträger mit gewissen allgemeinen Vorstellungen seiner Rolle in die Institution eintritt, ist er dennoch darauf angewiesen, dass andere ihm die richtigen Orientierungs- und Verhaltensweisen übermitteln. Heute lässt sich beobachten, dass sich das gesamte Gesundheitswesen in einer Krise befindet, was sich auch auf die bestehenden Verhaltensnormen und Rollenmuster sowie ihrer Vermittlung auswirkt.

So werden Zweifel an den bestehenden Institutionen geäussert und Alternativen angestrebt. Es werden z. B. mehrere, kleine und übersichtliche Spitäler gefordert, die alle einem hochtechnisierten grossen Spital angegliedert sind, das nur noch für spezielle und aufwendige Untersuchungen oder Eingriffe beansprucht werden soll. Oder es soll die spitalexterne Pflege gefördert werden, die so lange wie möglich ohne Spitaleinweisung auskommen möchte. Diese Bestrebungen zeigen auch deutlich, dass das nach wie vor dominierende naturwissenschaftliche Verständnis der Medizin, das psychosoziale Aspekte ausklammert, nicht mehr ohne weiteres akzeptiert wird. Der Ruf nach einer patienten-zentrierten Medizin, macht sich immer deutlicher bemerkbar:

> «Jede Krankheit kann nicht nur mit Methoden der Kausalanalyse objektiviert werden, sondern jede Krankheit bedeutet gleichzeitig die Krankheit eines Subjektes, dessen Geschichte, Gegenwart und Zukunftserwartungen das Krankheitsbild mitformen. Ebenso wichtig sind die Auswirkungen der Krankheit auf den Patienten, sein Befinden und Verhalten, auf Umgebung und Familie. Die Krankheit, der Patient und seine Welt bilden eine Einheit.»[156]

KARLHEINZ ENGELHARDT et al. belegen in ihrer Untersuchung über die Situation des Kranken im Spital deutlich, dass diese Einheit von der Praxis noch kaum berücksichtigt wird. Verschiedene Faktoren demonstrieren diesen Missstand:

---

[156] Engelhardt et al., 1973, 218.

- Einseitige Ausbildung der Ärzte, so dass sie die Zusammenhänge nicht erkennen.
- Mangelhafte Zusammenarbeit mit zu wenigen Sozialarbeitern.
- An die Möglichkeit und Notwendigkeit einer Mitarbeit von klinischen Psychologen und Soziologen auch in einem regionalen Spital wird nicht gedacht, und wenn doch, wird sie als sinnlos und utopisch bezeichnet.
- Teamsitzungen mit allen Mitarbeitern einer Abteilung, an denen regelmässig Probleme der einzelnen Kranken besprochen werden, fehlen meistens. Die Patienten selbst werden in solche Besprechungen nicht miteinbezogen.
- Die Familie des Erkrankten wird in das diagnostische und therapeutische Konzept nicht miteinbezogen.
- Die Selbstwahrnehmung des eigenen Verhaltens und die davon ausgehenden Wirkungen auf die Kranken werden nicht geschult.
- Die ärztlichen Informationen berücksichtigen die spezielle Situation und Persönlichkeit des betreffenden Patienten nicht.[157]

Die Autoren warnen jedoch, die patienten-zentrierte Medizin zu einem Anliegen der Spezialisten zu machen. Alle Ärzte sollten sich an den Aufgaben einer patienten-zentrierten Medizin beteiligen. Diese Forderung erlangt noch grössere Bedeutung, wenn man sich die Machtverteilung im Spital anschaut. Grundsätzlich bestehen heute in den meisten Spitälern drei voneinander getrennte Machtzentren mit getrenntem hierarchischem Aufbau (Chefarzt, leitende Krankenschwester und Verwaltungsleiter). Parallel dazu lässt sich jedoch zusätzlich eine

---

[157] Vgl. Engelhardt et al., 1973.

Hierarchie des Fachwissens feststellen, so dass sich die Macht im Grunde genommen bei den Ärzten konzentriert.

> «Da die Autorität seines Wissens, seiner Beurteilung und Verantwortung letzlich in der Arbeitsteilung ausgeübt wird, folgt daraus, dass unabhängig von der administrativen Hierarchie im Krankenhaus eine ‹Hierarchie› des Fachwissens besteht, wobei der Arzt denjenigen Anweisungen erteilt, die unter seiner überlegenen Wissensstufe stehen, und sie überwacht.»[158]

Auch wenn die Ärzte häufig auf administrative oder ökonomische Vorbehalte bei der Verwaltung und auf vorsichtige Kritik bei den sich zunehmend emanzipierenden Krankenschwestern stossen, setzen sie sich mit dem Argument «zum Wohl des Patienten» in den meisten Fällen durch. Was somit zum Patientenwohl beiträgt, fällt dadurch eindeutig in die Kompetenz des «Fachkundigen» bzw. des jeweils Ranghöchsten. Dies hat zur Folge, dass Innovationen im medizinischen Bereich nur mit dem Einverständnis der Spitalärzte durchführbar sind. Dabei sind Veränderungen, die das Selbstbild der Ärzte berühren, besonders schwierig herbeizuführen. So wurden z.B. die wissenschaftlichen Erkenntnisse bezüglich des psychischen Hospitalismus beim Kind von vielen Ärzten als kritische Infragestellung ihrer bisherigen Praxis verstanden und als Bedrohung ihrer Position erlebt, was dazu führte, dass bis heute die meisten Reformbestrebungen abgelehnt wurden.

Erst unter dem Druck weiterer wissenschaftlich gesicherter Forschungsergebnisse (Platt-Report von 1958) und verschiedener Bürgerinitiativen und -aktivitäten setzten sich langsam einzelne Massnahmen zur Prophylaxe des psychischen Hospitalismus durch. Inzwischen lässt sich eine neue Abwehrreaktion feststellen. So behaupten verschiedene Spitäler, dass sie sich schon immer um die Psyche des Kindes bemüht hätten, und es bei ihnen noch nie einen Fall von psychischem Hospitalismus

---

158 Freidson, 1979; zit. nach Schneider, K.: Ärzte, Pflegepersonal und Patienten im Krankenhaus. Frankfurt a. M.: Verlag Peter Lang GmbH, 1987, 68f.

gegeben habe. Die Einführung der vorgeschlagenen Massnahmen hätte sicher ihre Berechtigung, würde sich jedoch für ihr Spital erübrigen. In diesem Zusammenhang sind die Resultate einer Untersuchung in der Schweiz aus dem Jahre 1979/80 auch nicht erstaunlich, die klar belegen, dass die Eigeninitiative der meisten Spitäler äusserst klein ist. Erst auf ausdrücklichen Wunsch der Eltern werden vermehrt Informationen weitergegeben oder zusätzliche Möglichkeiten der Prophylaxe zur Verfügung gestellt.[159] Wie Engelhardt et al. beschreiben, zeigt sich nun ein ähnlicher Mechanismus bei der Forderung nach einer patienten-zentrierten Medizin.[160]

Abschliessend kann festgehalten werden, dass sich in dieser allgemeinen Umbruchstimmung eine Verunsicherung bezüglich Verhaltensstrukturen und Rollenbildern im Spital abzeichnet. Verschärft wird dieser Zustand durch die seit Jahren wachsende Unzufriedenheit der Krankenschwestern. Diese wehren sich gegen ihre Berufsbezeichnung «ärztliches Hilfspersonal» und den damit verbundenen traditionellen Charaktereigenschaften, und setzen sich für einen eigenständigen, von der naturwissenschaftlichen Medizin losgelösten Berufsstand ein, was zu zusätzlichen Konflikten in der Zusammenarbeit mit den Ärzten und den konservativeren Teamkolleginnen führt.

Die allgemeine Situation des Patienten im Spital

Stellt sich bei einer Erkrankung heraus, dass ein Spitalaufenthalt notwendig ist, treten für den Patienten zu den krankheitsbedingten Belastungen noch weitere Stressfaktoren hinzu, die sich vor allem auf die Organisation des Spitals zurückführen lassen. Dabei ist nicht nur die Organisation der Arbeit von Bedeutung,

---

[159] Vgl. Kind und Krankenhaus. «Bestandesaufnahme». Auswertung eines Fragebogens zur heutigen Situation des Kindes im Krankenhaus. Zürich: Marie-Meierhofer-Institut, 1981.
[160] Vgl. Engelhardt et al., 1973.

sondern auch, wie sich das Spitalpersonal sowohl untereinander als auch dem Patienten gegenüber verhält. Diese Verhaltensstrukturen werden beeinflusst einerseits durch die Erwartungen, die an die verschiedenen Rolleninhaber – Arzt, Krankenschwester, Patient – gestellt werden, und andererseits durch die im Spital vorherrschenden Ideologien wie z. B. diejenige des naturwissenschaftlichen Krankheitsverständnisses.

Bei Untersuchungen über die Situation des Patienten im Spital wurde immer wieder festgestellt, dass der Patient weniger als Subjekt denn als Objekt behandelt wird. Infolge der Spitaleinweisung hat er sich einem genau festgelegten Ablauf unterzuordnen. So

> «wird er durch die verschiedenen diagnostischen Einrichtungen geschleust, bekommt den Stempel (das Gütezeichen) einer Diagnose und hat sich den regelmässigen Abläufen der Pflege und therapiebegleitender Untersuchungen zu unterwerfen»[161].

Die individuelle Persönlichkeit des einzelnen Patienten ist nur solange von Interesse als sie den organisierten Arbeitsablauf im Spital nicht allzu stark tangiert und keinen Mehraufwand an Zeit und Arbeit nach sich zieht. Konkret bedeutet dies, dass sich der Patient den Anordnungen des Personals widerspruchslos unterzuordnen und sich den Funktions- und Arbeitsabläufen bedingungslos anzupassen hat. Demzufolge zeichnet sich der ideale Patient durch folgende Eigenschaften aus: Er hat eine interessante Krankheit, die sich gut therapieren lässt; er gibt bereitwillig Auskunft, wenn er gefragt wird; er lässt sich jederzeit untersuchen; er fragt nicht zuviel, sondern vertraut seinem Arzt und seiner Krankenschwester; er akzeptiert jede Therapieänderung; er ist unabhängig von seinem gesundheitlichen Zustand stets freundlich, dankbar, bescheiden, vertrauensvoll und hoffnungsvoll; er ist gebildet und sieht gut aus; er behält seine Probleme für sich und zeigt keine psychosomatischen Krankheiten

---

[161] Troschke, 1974, 130.

oder Verhaltensstörungen. Der Patient hat wenig Möglichkeiten, sich diesen meist unbewussten Verhaltenserwartungen zu entziehen. Abgesehen von den Privatstationen sieht sich der Patient bei Protest einer geschlossenen Front des medizinischen Personals gegenüber, das über verschiedene Sanktionen verfügt. Diese reichen von der Drohung der sofortigen Entlassung bis zur offenen Ablehnung.

Grundsätzlich entwickeln die einzelnen Patienten je nach Persönlichkeit, Biographie und Krankheitsbild verschiedene Reaktionsformen auf die Hospitalisation. Der Patient resigniert, da er sich als abhängig und machtlos erlebt. Er wird somit zum angepassten Patienten. Diese Anpassung trägt jedoch oft depressive oder regressive Züge, die sich negativ auf die Gesundung auswirken können. Nach Engelhardt et al. treten unselbständige, infantile Verhaltensweisen um so deutlicher auf, je autoritärer der Umgang von Ärzten und Pflegepersonal mit dem Kranken ist.[162] Wird der Kranke nicht bewusst als verantwortlicher Partner in einen kooperativen therapeutischen Prozess miteinbezogen, sondern erhält er lediglich in der passiven Rolle unverständliche Anordnungen und Anweisungen, kann dies eine hospitalisationsbedingte Steigerung der Regression verursachen. Parallel dazu lassen sich aber auch Formen des Protestes gegenüber dem autoritären Stil erkennen. Während einige Patienten die Autorität unterwandern, indem sie ihre Bedürfnisse wie Rauchen oder Trinken heimlich durchsetzen, leisten andere gegen die als Bedrohung empfundene Abhängigkeit Widerstand, indem sie Anordnungen wie Bettruhe oder Medikamente ignorieren, sozusagen als Beweis der noch erhaltenen persönlichen Autonomie. Eine stärkere Form des Protestes findet sich bei den sogenannten «schwierigen» Patienten, die alles besser wissen, unangenehme Fragen stellen, auf Fehler aufmerksam machen und sich beschweren. Im Grunde genommen handelt es

---

[162] Vgl. Engelhardt et al., 1973.

sich dabei um Patienten, die sich von ihrer Krankheit und den unangenehmen Rollenerwartungen nicht unterdrücken lassen und die besten Heilungserfolge ausweisen können.

Das grösste Problem im Spital stellt meiner Meinung nach die ausserodentlich grosse soziale Distanz zwischen dem medizinischen Personal und den Patienten dar. Engelhardt et al. stellten in ihrer Untersuchung fest, dass die Ärzte bei 54% der Patienten keine oder eine falsche Vorstellung von deren persönlichen Belangen hatten, da sie sich mit ihnen nur über ihre Krankheitssymptome und ihre Beschwerden unterhalten hatten. Bei weiteren 29% verfügten sie immerhin über Daten wie Alter, Beruf, Kinderzahl, Wohnung usw. Nur gerade bei 15% der Patientinnen und 5% der Patienten hatten die Ärzte eine volle Kenntnis von den wichtigsten psychosozialen Faktoren, die massgeblich das Beschwerdebild beeinflussten. Auch bei den Stationsschwestern sieht das Bild nicht besser aus: Bei 50% der Patientinnen und 57% der Patienten hatten die Schwestern keine Kenntnisse über die persönliche Problematik.[163]

Diese Unwissenheit führt dazu, dass der Arzt und die Krankenschwester grosse Mühe haben, sich in die Person des Patienten hineinzuversetzen. Dies äussert sich einerseits im überwiegend negativen Fremdbild, das die Ärzte und das Pflegepersonal vom Patienten im Unterschied zum bedeutend positiveren Selbstbild des Patienten haben[164], und andererseits in der Unfähigkeit des medizinischen Personals, auf die emotionalen Bedürfnisse ihrer Patienten einzugehen. Mit der üblichen Schutzbehauptung, keine Zeit zu haben, weicht man der emotionalen Kommunikation mit dem Patienten aus und lässt ihn mit seinen Problemen allein. Dieses Verhalten hängt sicher einmal mit der vorwiegend theoretisch-naturwissenschaftlich orientierten Ausbildung des medizinischen Personals zusam-

---

163 Vgl. Engelhardt et al., 1973.
164 Vgl. Schneider, 1987.

men, was zu einer allgemeinen Unsicherheit gegenüber Fragen führt, die eine persönliche Stellungsnahme und eine Auseinandersetzung mit dem Patienten erfordern. So ist es nicht weiter erstaunlich, dass sich das medizinische Personal überfordert fühlt, wenn es mit emotionalen Äusserungen wie Trauer, Furcht und Ärger oder aber mit Verhaltensweisen, die den Arbeitsablauf stören (Sonderwünsche und Fragen), konfrontiert wird. Anstatt den Ursachen näher auf den Grund zu gehen und sich entsprechend mit dem Patienten auseinanderzusetzen, reagieren sie mit Abwehr oder Gegenaggression.

In diesem Zusammenhang sind auch die Untersuchungsresultate von Engelhardt et al.[165] und Schneider[166] interessant, die bezüglich der Verhaltensweisen von Ärzten und Krankenschwestern keine grundlegenden Unterschiede feststellen konnten. Obwohl die Schwestern stärker als die Ärzte mit den persönlichen Sorgen und Nöten der Patienten konfrontiert werden und deren Verflechtung mit der Krankheit und der Hospitalisation erkennen müssten, trennen sie zwischen medizinischen, pflegerischen und menschlichen Bedürfnissen und beachten diese unterschiedlich. Beide Autoren führen diesen Sachverhalt darauf zurück, dass die Krankenschwester einen grossen Teil ihrer Befriedigung aus dem Ansehen zieht, das sie beim Stationsarzt hat. Deshalb ist sie bemüht, seinen Rollenvorstellungen zu entsprechen. Der Arzt beurteilt die Krankenschwester aber in erster Linie nach ihrer technischen Versiertheit. Die Fähigkeiten in der zwischenmenschlichen Interaktion werden auf der medizinischen Prestigeskala niedrig eingestuft. Aus diesem Grunde werden vor allem Angst nehmende Erklärungen über diagnostische und therapeutische Massnahmen, tröstende und aufmunternde Worte sowie das Eingehen auf persönliche Eigenarten des Kranken vernachlässigt. Diese Möglichkeiten der Schwester-Patienten-Interaktion erfordern Zeit und sind

165 Vgl. Engelhardt et al., 1973.
166 Vgl. Schneider, 1987.

technisch gesehen ineffizient. Oft bringt die Lernschwester zwar eine andere Berufsauffassung mit, ihr freier Raum ist aber zu gering, als dass sie ihre eigenen Vorstellungen gegenüber den vorherrschenden durchsetzen könnte. Vor allem ältere Krankenschwester üben einen starken Konformitätszwang aus.

Die soziale Distanz zwischen Arzt und Patienten wird durch die grosse Autorität des Arztes zusätzlich vergrössert. Aus der Untersuchung von Schneider geht hervor, dass das Arztbild der Patienten «idealer» ist als das Bild der Ärzte über sich selbst.[167] Die damit verbundene Rollenerwartung des Patienten an den Arzt hebt Dieter Beckmann folgendermassen hervor:

> «[Der Patient] glaubt nicht nur, dass der Arzt Macht über ihn habe, sondern erwartet insgeheim Omnipotenz»[168].

Die Erwartung des Patienten setzt demnach die ärztliche Autorität fest. Wie Untersuchungen belegen, bemühen sich die Ärzte darum, diesen Erwartungen gerecht zu werden. So ist z. B. die Mehrheit der Ärzte der Ansicht, dass Autorität zum Arzt gehöre und dass der Arzt fast jede Situation beherrschen müsse. Um diesen Anforderungen zu entsprechen, ist der Arzt auf seine fachliche Kompetenz angewiesen. Leider geschieht es nun nur allzu oft, dass sich der Arzt hinter seinem medizinischen Fachwissen versteckt, um sich mit dem Patienten nicht auf der persönlichen Ebene auseinandersetzen zu müssen.

Eine eindrückliche Folge der sozialen Distanz ist die reduzierte Kommunikation zwischen Arzt und Patient auf formaler wie inhaltlicher Ebene. In der Untersuchung von Engelhardt et al. dauerte eine durchschittliche Stationsvisite z. B. nicht länger als etwa drei bis vier Minuten und bei 84% der Patienten zeigten sich in der persönlichen Betreuung der Ärzte mehr oder weniger grosse Unzulänglichkeiten.[169] So erstaunt es auch nicht,

---

[167] Vgl. Schneider, 1987.
[168] Beckmann, 1976; zit. nach Schneider, 1987, 66.
[169] Vgl. Engelhardt et al., 1973.

dass bei den Patienten ein grosses Informationsdefizit besteht. Dies hängt zusätzlich damit zusammen, dass sich der Arzt seiner Funktion als Sprachvermittler zwischen Fach- und Laienmedizin zu wenig bewusst ist, was dazu führt, dass er dem Patienten zu wenig, zu komplizierte oder nur unvollständige Informationen weitergibt. Da die Autorität der Ärzte so überwältigend eingeschätzt wird, sind die Patienten oft derart eingeschüchtert, dass sie sich bei Unklarheiten nicht nachzufragen getrauen. Die gleiche Zurückhaltung lässt sich beim Patienten beobachten, wenn es um Fragen zu einem bevorstehenden Eingriff geht. Aus Angst, sich ungeschickt oder falsch auszudrücken, schweigt er in Gegenwart des Arztes. Hat der Kranke jedoch das Gefühl, nicht genügend aufgeklärt zu sein, wendet er sich häufig an unkompetente Leute, erinnert sich an ähnliche Krankheiten in der Verwandtschaft oder bastelt sich seine eigenen Erklärungsversuche anhand aufgeschnappter Wortbrocken während der Visite und anhand des nonverbalen Verhaltens bei Untersuchungen. Diese Desinformiertheit mobilisiert die Phantasie und verursacht nebst dem entpersonalisierten Umgang zusätzlich Unsicherheit und Angst. So reagierten in der Untersuchung von Engelhardt et al. 42% der Patienten auf die Hospitalisation mit Angst oder sogar mit offener massiver Furcht und dem Gefühl der Existenzbedrohung.[170]

Führt man sich die gegenwärtige Situation des Patienten im Spital vor Augen, kann man festhalten, dass

> «zur Zeit eine stützende und entängstigende Hospitalatmosphäre zu häufig vom blossen Zufall der individuellen Struktur der jeweiligen Pflegekräfte abhängig ist»[171].

Abschliessend möchte ich betonen, dass die in diesem Kapitel beschriebenen Mechanismen auch im Kinderspital zu beobachten sind. Zwar treten dort die Erwachsenen nicht als Patien-

---

[170] Vgl. Engelhardt et al., 1973.
[171] Engelhardt et al., 1973, 70.

ten, sondern als Eltern ihrer kranken und hospitalisierten Kinder auf, sind aber als deren Vermittler und Beschützer in gleichem, wenn nicht sogar in stärkerem Ausmass mit den institutionsbedingten Problemen konfrontiert.

Die besondere Situation des kranken Kindes im Spital

Das Kleinkind ist durch einen Spitalaufenthalt besonders belastet, weil es mit seinen begrenzten rationalen Fähigkeiten noch nicht begreifen kann, was eigentlich vorgeht. So fehlt es ihm oft an der Einsicht in die Gründe und die damit verbundene Notwendigkeit eines Spitalaufenthaltes und erlebt dadurch eine Einweisung als übermässigen Angriff auf seine Person. Als Folge davon treten Gefühle des Ausgesetztseins und der Bestrafung auf.

> «Das Kind ist verwirrt, es fühlt sich verlassen, unglücklich und auch körperlich unbehaglich, müde und benommen. Es begreift nicht, wofür es mit solchem Elend bestraft wird.»[172]

Verstärkt wird das Gefühl der Bestrafung durch die Drohungen der Eltern mit dem Arzt und dem Spitalaufenthalt. Eine Folge davon ist auch, dass das Kind den Arzt als Strafvollzieher empfindet, wodurch es ihm schwerfällt, ihn als Helfer zu akzeptieren.

Durch eine Hospitalisierung wird das Kind aus der gewohnten häuslichen Umgebung herausgenommen, wo alles seinen festen Platz und Sinn hat und das Kind weiss, was es zu erwarten hat und was von ihm erwartet wird. Diese überschaubare Ordnung, die Sicherheit und Halt vermittelt, wird dem Kind abrupt genommen. Durch den Verlust der Sicherheit der vertrauten Umgebung entsteht das Gefühl der Hilflosigkeit und

---

172 Veeneklaas, G.M.H., Gobée, J.I.A. und van der Kloot Meijburg, W.J.: Kind im Krankenhaus. Stuttgart: Georg Thieme Verlag, 1975, 20.

Angst, das noch verstärkt wird, wenn zusätzlich die Bezugsperson abwesend ist. Auf sich allein gestellt, ist das Kleinkind nicht fähig, seine Angst zu meistern, wodurch seelische Schäden entstehen, welche die krankheitsbedingten bei weitem übertreffen können.

Vergegenwärtigen wir uns die entwicklungspsychologischen Aspekte, so werden Trennungen für das Kind erst im vierten Lebensjahr weniger belastend, da das Kind ein Wiedersehen der Eltern antizipieren kann. Bilder der Eltern oder ein Lieblingsspielzeug können das Überbrücken der Trennungsphase erleichtern. Aus diesem Grunde sollten spitalbedingte Trennungen zu einem früheren Zeitpunkt vermieden oder wenigstens durch rooming-in bzw. unbeschränkte Besuchszeiten kompensiert werden. Bei einem Spitalaufenthalt erfolgt die Trennung von den Bezugspersonen ausserdem zu einem Zeitpunkt, in dem sich das Kind durch Krankheit und Schmerzen in einem Zustand verringerter Belastbarkeit befindet, wodurch sein Bindungsverhalten stärker zum Ausdruck kommt. Somit verschiebt sich die genannte Altersgrenze bezüglich der Belastbarkeit durch die Trennung nach oben. Dies erklärt auch die in vielen Untersuchungen beobachteten verstärkten Verhaltensstörungen bei Kindern bis ins fünfte und sechste Lebensjahr. Wie das Kind auf die Trennung reagiert, hängt zusätzlich auch von interindividuellen Unterschieden in der Beziehung zur Bezugsperson ab. Angesprochen ist hiermit die Bindungsqualität, die von der Feinfühligkeit der Bezugsperson und dem Temperament des Kindes abhängt. Entscheidend sind ausserdem: Das bisherige Ausmass an Trennungserfahrungen (wobei weder zuwenig noch zuviel günstig ist), das Verhalten der Bezugsperson in der Trennungssituation, die Art der Verabschiedung und der vorherige Kontakt zur Fremdperson.

Das Spital stellt für das Kind, wie auch für seine Eltern, eine fremde und unübersichtliche Welt dar, die verunsichert und Angst auslöst.

«Für ein Kind ist ein Krankenhaus wie ein fremdes Land, an dessen Regeln, Sprache und Gesetze es lernen muss, sich anzupassen.»[173]

Oft vermittelt dieses fremde Land einen unpersönlichen, kalten und hektischen Eindruck. Ich denke da an die langen, meist nach wie vor weissen Gänge; an die kahlen Wände der Untersuchungszimmer; an die hell strahlenden Lampen; an die vielen fremden und zum Teil unangenehmen Gerüche; an die stereotyp eingerichteten Patientenzimmer; an das gespensterhaft weiss gekleidete Personal, das durch die zunehmenden Spezialisierungen immer zahlreicher wird, so dass das Kind mit enorm vielen fremden Personen konfrontiert wird; an die blitzenden Instrumente und technischen Apparaturen, die das Kind oft falsch und ihren Zweck als beängstigend deutet; an die grosse Betriebsamkeit des Pflegepersonals, das trotz Gruppenpflege oft wechselt – man denke nur schon an den täglichen Schichtwechsel –; an die unverständliche Sprache des medizinischen Personals, das zudem über die Köpfe der Kinder hinweg über deren Krankheitsbild referiert und nicht zuletzt an das fehlende Wissen des medizinischen Personals über die Psyche des Kindes, wodurch es zu oberflächlichen Beschwichtigungen kommt, weil das Kind mit ausführlicheren Informationen ihrer Meinung nach nicht umgehen könne.

Zusätzlich wird das Spital enorm bedrohlich erlebt, da es das Kind mit schmerz- und angstauslösenden diagnostischen, operativen und therapeutischen Eingriffen konfrontiert. Da das Kind auf der Abteilung oft sich selbst und seinen Phantasien überlassen ist, gewinnen Operation und Narkose, aber auch ungefährlichere Eingriffe und Untersuchungen wie z.B. Blutentnahme, Röntgen, Darmeinlauf und Gipsentfernung oft die erstaunlichsten Bedeutungen.[174] Die Narkose stellt für viele Kinder eine Todesdrohung dar. Sie befürchten, die Kontrolle über

---

173 Gellert, 1961; zit. nach Troschke, 1974, 141.
174 Vgl. Haas, G.: Ich bin ja so allein. Ravensburg: Otto Maier Verlag, 1975.

sich selbst zu verlieren und sterben zu müssen. In der Form der Hinrichtung taucht auch hier das Thema der Bestrafung wieder auf. Die Operation selbst wird von vielen Kindern als Verstümmelung erlebt. Die Kinder sind davon überzeugt, dass z. B. bei der Schieloperation ihre Augen herausgenommen werden. Verstümmelungs- und Kastrationsängste lösen Phantasien des Verletzt- und Bestraftwerdens aus. Anna Freud betont den Zusammenhang zwischen Operation und Kastrationskomplex.

> «Wir wissen heute, dass jede wo immer am Körper des Kindes ausgeführte Operation als Kernpunkt für die Aktivierung, Reaktivierung und Rationalisierung von Vergewaltigungs- und Kastrationsphantasien dienen kann.»[175]

Dabei spielt es für das Kind keine Rolle, ob es sich um eine kleine oder grosse Operation handelt, denn die Bedeutung der Operation hängt nicht von der eigentlichen Schwere ab, sondern von der Art und dem Niveau der Phantasien, die dadurch entstehen. Besonders starke Kastrationsängste werden bei der häufig im Vorschulalter durchgeführten Mandeloperation beobachtet. GERD BIERMANN siedelt diesen meist nicht unmittelbar indizierten Eingriff im Bereich der Initiationsriten der modernen Gesellschaft an.[176] Obwohl in der Untersuchung von URSULA MOLL (1977) bei 88,7% der Kinder im Alter von drei bis sechs Jahren Angst vor der Operation festgestellt werden konnte, waren sich die Ärzte dieser Problematik kaum bewusst, nur gut 20% glaubten an eine vorhandene Operationsangst. Diese schlechte Wahrnehmung der Ärzte erklärt vielleicht auch, dass nur gerade 17% der Kinder über eine genaue, ihrer Denkstruktur angepassten Erklärung der Operation verfügten.[177] Dadurch, dass dem Kind eine Operation nicht seinem Alter entsprechend

---

175 Freud, A., 1977, 114.

176 Vgl. Biermann, G.: Kind und Operation. In: Biermann, G. (Hrsg.). Mutter und Kind im Krankenhaus. München: Ernst Reinhardt Verlag, 1978, 88–93.

177 Vgl. Moll, U.: Das Operationstrauma der Kinder am Beispiel der Mandeloperation. In: Biermann, G. (Hrsg.): Mutter und Kind im Krankenhaus. München: Ernst Reinhardt Verlag, 1978, 105–115.

verständlich gemacht wird, ist es ihm nicht möglich, die Situation auch nur annähernd zu erfassen. Dies führt dazu, dass das Kind sich in einem gefährlichen, unbekannten Zustand befindet, in dem es ganz auf sich selbst angewiesen ist. Den Eltern ergeht es oft genauso. Sie trauen sich kaum, die notwendigen Informationen einzuholen, wodurch sie nicht in der Lage sind, ihr Kind wirklich zu unterstützen. Die häufig beobachteten Reaktionen der Eltern wie Bagatellisierung oder Dramatisierung bieten dem Kind keine Sicherheit, sondern führen ihm deutlich vor Augen, dass seine Eltern ihrer Schutzfunktion in dieser Situation nicht genügen können. Seine Angst und vor allem auch das Gefühl der Verlassenheit werden somit nur noch vergrössert.

Durch einen Spitalaufenthalt ist das Kind verschiedenen traumatischen Erfahrungen ausgesetzt: der Trennung von der Familie und von der vertrauten Umgebung, der Konfrontation mit der fremden und unübersichtlichen Spitalwelt und den damit verbundenen schmerz- und angstauslösenden diagnostischen, operativen und therapeutischen Eingriffen. Aber auch hintergründig lassen sich verschiedene Faktoren erkennen, die für das Kind zu einer Traumatisierung des Spitalaufenthaltes führen können. In der Untersuchung von THERESE B. WANSCHURA waren z.B. nur gerade ein Viertel der Kinder auf den Spitalaufenthalt vorbereitet.[178] Diese ungenügende Spitalvorbereitung der Kinder durch die Eltern hängt mit deren Einstellung zu Krankheit, Spital und Personal zusammen. So gaben in einer repräsentativen Umfrage in der BRD über 50% der Erwachsenen an, Angst vor einem Spitalaufenthalt zu haben.[179] Zieht man in Betracht, dass das Ansehen des einzelnen in der Gesellschaft steigt, wenn er keine Angst hat, so kann davon ausgegangen werden, dass die Angst vor dem Spital sogar noch weiter verbreitet ist. Die eigene Angst der Eltern überträgt sich auf die

---

178 Vgl. Wanschura, 1978.

179 Vgl. Troschke, J. v.: Hintergrund psychischer Traumatisierungen im Krankenhaus. In: Biermann, G. (Hrsg.): Mutter und Kind im Krankenhaus. München: Ernst Reinhardt Verlag, 1978, 119–123.

Kinder. Zudem wissen die Eltern oft selbst nicht, was mit ihrem Kind im Spital geschieht. Dies führt zu einer Verhaltensverunsicherung dem Kind gegenüber, dem sie nicht zugeben wollen, dass auch sie wenig Bescheid wissen. Aus Angst und Unwissenheit bereiten darum viele Eltern ihre Kinder nicht auf den Spitalaufenthalt vor oder trauen sich erst in letzter Minute, ihren Kindern zu sagen, dass sie ins Spital müssen. Die eigenen Ängste der Eltern sind ein Grund, dass sie sich im Spital unangemessen und störend verhalten, was nicht ohne Auswirkungen auf das Verhalten des Kindes bleibt.

Auf diese belastenden Ereignisse reagiert das Kind mit Angst, da das Gefühl der Sicherheit bedroht ist. Das Phänomen der Angst muss bei Kleinkindern als ein existenzbedrohendes Gefühl gesehen werden. Zusätzlich wird die Angst dadurch verstärkt, dass das Kind im Vorschulalter noch nicht in der Lage ist, zwischen imaginären und realen Gefahren zu unterscheiden. Unsicherheit und Angst äussern sich in Verhaltensstörungen wie Weinen, negativen Stimmungen sowie Spannungen, und in der Folge davon lassen sich Verhaltensweisen wie verstärktes Daumenlutschen, Einnässen, erhöhte Aggressionen, Appetitstörungen, Schlafstörungen u. a. beobachten.[180] Das Ausmass der Verhaltensstörung beim einzelnen Kind wird zudem durch das Temperament des Kindes beeinflusst. So hält HELMUT SAILE fest,

> «dass bei einem Krankenhausaufenthalt durch die Trennungsproblematik und durch ärztliche und pflegerische Massnahmen Anforderungen an das Kind gestellt werden, zu deren Bewältigung einzelne Temperamentsausprägungen erleichternde oder erschwerende Ausgangsbedingungen darstellen können»[181].

Oft reagieren die Eltern auf diese Verhaltensweisen mit Bestürzung, wodurch das Kind noch mehr verunsichert wird. Nur in seltenen Fällen erhalten die Eltern vom medizinischen Perso-

---

[180] Vgl. Kap. Auswirkungen kurzdauernder Spitalaufenthalte (S. 28)

[181] Saile, H.: Entwicklungspsychologische Beiträge zur psychischen Belastung von Kindern durch einen Krankenhausaufenthalt. Frankfurt a. M.: Peter Lang Verlag, 1987, 72.

nal die entsprechenden entlastenden Erklärungen. Bedeutend häufiger beklagen sich die Krankenschwestern über die Verhaltensstörungen der Kinder, wodurch sie bei den Eltern Schuldgefühle auslösen. Auch lässt sich immer wieder beobachten, dass das Pflegepersonal andere Vorstellungen über den Umgang mit Kindern hat als die betreffenden Eltern. Nicht selten wird über unvernünftige Eltern geklagt und geschimpft. Es wird sogar versucht, Erziehung beim Kind nachzuholen. Dieses Verhalten gefährdet nicht nur die Beziehung zwischen den Eltern und dem medizinischen Personal, sondern auch diejenige zwischen den Krankenschwestern und dem Kind. Die Absicht, Kindern unter den Belastungen eines Spitalaufenthaltes ihre vermeintlichen Entwicklungsrückstände oder Verhaltensstörungen aberziehen zu wollen, zeigt deutlich, dass keinerlei Verständnis für die Situation des kranken Kindes im Spital aufgebracht wird. Dieses fehlende psychosoziale Wissen äussert sich auch darin, dass das medizinische Personal die Verhaltensauffälligkeiten des Kindes im Spital als Störung des Arbeitsablaufes empfindet sowie als persönlichkeitsspezifisches Verhalten missversteht und infolgedessen zwischen «lieben» und «bösen» Patienten unterscheidet. Es fällt ihnen schwer, die Aggressionen des Kindes nicht auf sich selbst zu beziehen, und nicht entsprechend aggressiv darauf zu reagieren. Da das Kleinkind von seiner sozialen Umwelt stark abhängig ist, liegt ihm viel daran, es jedem recht zu machen. Gelingt es ihm nicht, sich den Idealerwartungen anzupassen, entwickelt es intensive Schuldgefühle, die sich wiederum oft mit Bestrafungsängsten paaren. Dieser Mechanismus kann für das Kind in der bereits gefährlichen Umwelt, wie sie das Spital grundsätzlich darstellt, äusserst belastend sein.

Der Spitalaufenthalt als kritisches Lebensereignis

Vergegenwärtigt man sich die Situation, in der Kind und Eltern durch eine Erkrankung und den daraus notwendigen Spitalaufenthalt stehen, wird klar ersichtlich, dass es sich bei diesem Ereignis um einen ökologischen Übergang im Sinne von Bronfenbrenner handelt.[182] Es kommt zu einer Veränderung der Lebensumwelt, wodurch spezifische Anforderungen an die Betroffenen gestellt werden. Wie ich ausgeführt habe, gibt es eine Reihe von Faktoren, die einen Übergang von einer gewohnten in eine neue Lebensumwelt erleichtern. Bei der beschriebenen Realität eines Spitalaufenthaltes lässt sich feststellen, dass grundlegende Bedingungen nicht oder nur ungenügend erfüllt sind. Ich denke da an vorherige Beratung und Vermittlung von Informationen, an offene Kommunikationskanäle zwischen den beiden Lebensbereichen, an persönliche Kommunikation, an Rollenanforderungen, die in den verschiedenen Lebensbereichen miteinander vereinbar sind, an Bildung neuer und kontextübergreifender Dyaden. Zudem wird im Spitalalltag die Individualität des einzelnen und dessen familiäres Umfeld zuwenig beachtet und kaum in die Behandlung miteinbezogen. Speziell bei Kindern lässt sich ausserdem beobachten, dass der allgemeine Entwicklungsstand meist aus Unkenntnis nur ungenügend miteinbezogen wird und es dadurch zu einer Überforderung der Kinder und zu einer Disqualifikation der Eltern kommt. Nebst der grundlegenden psychischen Belastung, die eine Erkrankung darstellt, kommen somit eine Reihe weiterer Bedingungen hinzu, die einen Spitalaufenthalt zusätzlich erschweren, und die ihn eindeutig als kritisches Lebensereignis einstufen lassen.

Toni Faltermeier umschreibt ein Lebensereignis als abrupte, qualitative Veränderung in der Lebenswelt einer Person, wodurch das bis anhin aufgebaute Passungsgefüge zwischen Person und Umwelt aus dem Gleichgewicht gebracht wird. Dabei ist ein Lebensereignis für die betroffene Person sowie für nahestehende Personen subjektiv bedeutsam und löst eine starke emotionale Beteiligung aus. Inwiefern allerdings ein Lebensereignis als kritisch eingestuft wird, hängt dabei nicht allein von der Schwere dieses Ereignisses ab, sondern auch von bestimm-

[182] Vgl. Kap. Der ökologische Ansatz (S. 45)

ten Relationen zwischen den Anforderungen einer Situation, den individuellen Bewältigungskompetenzen und -ressourcen, der augenblicklichen Belastbarkeit oder Verletzbarkeit, den subjektiven Bewertungs- und Interpretationsprozessen (Bedrohlichkeitseinschätzung der Situation), den dispositionalen Faktoren (Angstbereitschaft), dem sozialen Stützsystem sowie dem kulturellen Kontext.[183]

> «Daraus ergibt sich zwangsläufig, dass ein und dasselbe Ereignis für eine Person eher bedeutungslos ist und aus dem Strom seiner Erfahrung kaum herausragt, während es für eine andere Person eine ‹persönliche Katastrophe› darstellt und in eine Lebenskrise führen kann.»[184]

Allerdings sind kritische Lebensereignisse nicht unbedingt mit Lebenskrisen identisch. Lebenskrisen werden von vornherein mit Zuständen der Hilflosigkeit gleichgesetzt, während kritische Lebensereignisse den Beginn oder den Verlauf eines Auseinandersetzungs- und Bewältigungsprozesses markieren, der ganz unterschiedlich enden kann. Nur wenn alle Bewältigungsversuche, die auf eine Reorganisation der gestörten Person-Umwelt-Passung ausgerichtet sind, sich als untauglich erweisen, kann das betreffende Lebensereignis in eine Lebenskrise führen.

So unterscheiden z. B. KOMMER und RÖHRLE (1981) drei verschiedenen Stufen der Entstehung von Lebenskrisen.[185] Auf der ersten Stufe kommt es infolge eines vorhergehenden Lebensereignisses zu einer «Handlungserschwerung». Obwohl verschiedene Lösungsversuche nicht erfolgreich verlaufen, verliert das Individuum nicht die Hoffnung, die kritische Situation dennoch bewältigen zu können. Wie verschiedene Befunde belegen, wer-

---

[183] Vgl. Faltermeier, T.: Lebensereignisse und Alltag. München: Profil Verlag, 1987.

[184] Filipp, S.-H. und Gräser, H.: Psychologische Prävention im Umfeld kritischer Lebensereignisse. In: Brandtstädter, J. (Hrsg.): Psychologische Prävention: Grundlagen, Programme, Methoden. Bern: Huber Verlag, 1982, 155–197, (162f).

[185] Vgl. Filipp, S.-H. und Gräser, H., 1982.

den derartige Handlungserschwerungen als Herausforderung an die Fähigkeit zur Gewinnung neuer und ungewohnter Handlungsmittel wahrgenommen. Vermutlich haben die Autoren, welche die entwicklungsfördernde Funktion von Krisen in besonderem Masse betonen, Lebensereignisse solcher Intensitäts- und Belastungsgrade bevorzugt.[186] Auf der nächsten Stufe der «Handlungsbeeinträchtigung» kommt es aufgrund einer Bedeutungszunahme des bedrohenden Ereignisses zu einer Intensivierung der Bewältigungsversuche. Misslungene Lösungsversuche ziehen nun negative Effekte wie unnötige und schädliche Einengung des Handlungsspielraumes oder dauerhaftes Aufgeben von Zielobjekten nach sich. Die Lebensereignisse selbst werden hauptsächlich negativ gewertet und als Belastung erlebt. Gelingt es nicht, die Phase der Handlungsbeeinträchtigung konstruktiv zu überwinden, kommt es schliesslich auf der dritten Stufe zur «Krise» im engeren Sinn. Diese ist durch Hilflosigkeit und Hoffnungslosigkeit gekennzeichnet, weil äusserst wichtige Lebensziele als nicht mehr erreichbar erlebt werden bzw. die entsprechenden Handlungsmittel zu ihrer Erreichung vorübergehend weder produziert noch verfügbar gemacht werden können. Man spricht in diesem Zusammenhang auch von mangelnder Kontrolle über das Ereignis, wodurch ein Grundbedürfnis nicht mehr abgedeckt ist. Eine ähnliche Bedeutung kommt der Vorhersehbarkeit eines Ereignisses zu.

> «Es scheint weithin unumstritten, dass ‹das Plötzliche, Unvorhergesehene und nicht oder kaum Beeinflussbare› bedrohlich und angstinduzierend ist, und unter Umständen mit dem Erlebnis des Kontrollverlustes bzw. der Hilflosigkeit einhergeht.»[187]

Vieles scheint darauf hinzuweisen, dass die daraus resultierende Hoffnungslosigkeit eine entscheidende Rolle bei der Erkrankung infolge eines belastenden Lebensereignisses spielt.

---

[186] Vgl. Kap. Auswirkungen von Verhaltensstörungen (S. 35)
[187] Filipp, S.-H. und Gräser, H., 1982, 166.

Vergegenwärtigt man sich diese Befunde im Zusammenhang mit dem Spitalaufenthalt, scheint mir die relativ hohe Quote der Verhaltensauffälligkeiten bei Kindern nicht mehr weiter erstaunlich. Genau den beiden pathogen wirkenden Faktoren, der mangelnden Ereigniskontrolle und der Unvorhersehbarkeit, sind sie in besonderem Masse ausgesetzt: einerseits durch die eigenen noch ungenügenden kognitiven Fähigkeiten und andererseits durch die ungenügende und nicht altersentsprechende Information und Vorbereitung. Zusätzlich erfahren sie einen Einbruch in ihrem sozialen Stützsystem, da auch ihre Eltern mit der Spitalsituation oft überfordert sind. Aufgrund ihres jungen Lebensalters fehlt es ihnen auch an einer erfolgreichen Bewältigungsgeschichte von vergangenen, ähnlichen Lebensereignissen, so dass sie kaum auf bestehende Verhaltenskompetenzen zurückgreifen können. Allgemein kann festgehalten werden, dass sich das Kind im Vorschulalter aufgrund seiner psychosozialen Entwicklung in einer beinahe durchgehenden Phase der Verletzbarkeit befindet, was seine Belastbarkeit durch zusätzliche Lebensereignisse grundsätzlich mindert.

Präventive Massnahmen für einen Spitalaufenthalt

Zum Begriff Prävention

Vor allem in den letzten beiden Jahrzehnten hat der Präventionsgedanke gegenüber der einseitigen Beachtung korrektiv-individualtherapeutischer Interventionsformen in der Psychiatrie und in der Psychologie deutlich an Boden gewonnen. Ausschlaggebend für diese Entwicklung waren die sozialen Bewegungen wie etwa die «Mental Health Bewegung» und die Gründung von Instituten zur gemeindenahen psychosozialen Gesundheitsfürsorge. Das Leitziel dieser Stossrichtung war die grundsätzliche Verbesserung menschlicher Lebens- und Entwicklungsbedingungen im Sinne der

> «Befriedigung menschlicher Bedürfnisse, der Erfüllung menschlicher Wünsche, der Vermeidung unnötigen menschlichen Leidens, der intersubjektiven und intrasubjektiven Harmonisierung menschlicher Bestrebungen»[188].

Dadurch wird das präventive Handeln gegenüber der traditionellen Aufgabenbestimmung, nämlich die Entstehung, Aufrechterhaltung oder weitergehende Manifestation[189] von physischen und psychischen Erkrankungen zu verhindern, in einem umfassenderen Sinn verstanden. Sigrun-Heide Filipp hebt jedoch hervor, dass die Planung und Ausführung von präventiven Massnahmen in der Praxis meistens auf gezieltere Weise stattfindet. Insbesondere werden solche Massnahmen dann angewendet,

---

[188] Albert, 1972; zit. nach Brandtstädter, J.: Grundlagen psychologischer Prävention. In: Brandtstädter, J. (Hrsg.): Psychologische Prävention: Grundlagen, Programme, Methoden. Bern: Huber Verlag, 1982, 15–119, (35).

[189] Bei Caplan primäre, sekundäre und tertiäre Prävention. Vgl. Caplan, G.: Principles of preventive psychiatry. New York/London: Basic Books, Inc., Publishers, 1964.

«wenn entweder chronifizierte ungünstige Entwicklungs- bzw. Lebensbedingungen vorzuliegen scheinen oder wenn zeitlich umgrenzte Belastungssituationen zu erwarten oder bereits eingetreten sind»[190].

Im erstgenannten Fall versucht präventives Handeln, die als ungünstig erachteten Lebens- bzw. Entwicklungbedingungen unmittelbar zu verändern oder die Betroffenen gegen die schädlichen Effekte zu «immunisieren». Bezogen auf den zweitgenannten Fall hat sich in der Präventionspsychologie der Krisenbegriff eingebürgert. Im Hinblick auf die Tatsache, dass kritische Lebensereignisse eine entscheidende Rolle in der Auslösung von Lebenskrisen spielen können, ist es gerechtfertigt, kritische Lebensereignisse selbst ins Zentrum von primärpräventiven Bemühungen zu rücken. Somit schlägt HERBERT GOLDSTONE folgende Aufgabenbereiche für die primäre Prävention vor:

«... Aktivitäten, die auf speziell umschriebene Risikogruppen innerhalb eines sozialen Systems gerichtet sind, die als psychisch nicht gestört diagnostiziert wurden und bei denen der Eintritt emotionaler Störungen verhindert und/oder ihre psychische Gesundheit gesteigert werden soll. Programme zur Förderung psychischer Gesundheit sind von ihrer Konzeption und Durchführung her eher pädagogisch als klinisch orientiert; ihr Hauptanliegen besteht in der Erhöhung der persönlichen Kompetenzen für den Umgang mit Krisen und zur Verbesserung des eigenen Lebens.»[191]

Auch ST.J. DANISH und A.R.D'AUGELLI[192] sehen Präventionsmassnahmen vorwiegend unter dem Aspekt der optimierenden Intervention und Entwicklungsförderung. Im Mittelpunkt steht dabei die Überlegung, dass kritische Lebensereignisse entwicklungsfördernde Funktion besitzen und als Chance für per-

---

190 Filipp, S.-H.: Krisenprävention. In: Silbereisen, R.K. und Montada, L. (Hrsg.): Entwicklungspsychologie. München: Urban und Schwarzenberg, 1983, 220–231, (220).

191 Goldstone, 1977; zit. nach Danish, St.J. und D'Augelli, A.R.: Kompetenzerhöhung als Ziel der Intervention in Entwicklungsverläufe über die Lebensspanne. In: Filipp, S.-H. (Hrsg.): Kritische Lebensereignisse. München: Urban und Schwarzenberg, 1981, 156–173, (157).

192 Vgl. Danish, St.J. und D'Augelli, A.R.: Kompetenzerhöhung als Ziel der Intervention in Entwicklungsverläufe über die Lebensspanne. (Siehe oben!)

sönliches Wachstum und individuelle Weiterentwicklung dienen können. Interventionsbemühungen haben dann zum Ziel, die Person auf die Konfrontation mit kritischen Lebensereignissen so vorzubereiten, dass sie über entsprechende Bewältigungsfertigkeiten verfügt und konstruktiv mit ihnen zum eigenen Nutzen umgehen kann.

Im Gegensatz zu HERBERT GOLDSTONE, ST. J. DANISH und A. R. D'AUGELLI sehen WILFRIED BELSCHNER und PETER KAISER[193] das Hauptanliegen der primären Prävention im Verhindern der Krisenentstehung. Dieses Ziel versuchen sie zu erreichen, indem sie die präventiven Massnahmen nicht nur auf der individuellen Ebene sondern auch auf den überindividuellen Systemebenen (Meso- und Makroebene) ansetzen. Nebst der individuellen Kompetenzvermittlung erachten sie es für ein präventives Versorgungssystem als unerlässlich, dass dieses mittels institutionellen und gesetzgeberischen Massnahmen Einfluss auf die Eintrittswahrscheinlichkeit kritischer Lebensereignisse nimmt. An diesem Ansatz lässt sich kritisieren, dass gewisse Lebensereignisse wie z. B. Krankheit, Spitalaufenthalt oder Tod eines nahen Angehörigen unvermeidbar sind, und es daher fragwürdig ist, das Schwergewicht der primären Prävention ausschliesslich auf die Verhinderung der kritischen Situation auszurichten.

SIGRUN-HEIDE FILIPP[194] geht davon aus, dass präventive Massnahmen nicht ausschliesslich auf die als auslösend gedachten kritischen Lebensereignisse konzentriert sein müssen. Je nachdem, in welchem Ausmass einzelnen Faktoren bei der Entstehung von Lebenskrisen Gewicht beigemessen wird, können ebensogut die personale Ausgangslage («Verwundbarkeit»)

---

193 Vgl. Belschner, W. und Kaiser, P.: Darstellung eines Mehrebenenmodells primärer Prävention. In: Filipp, S.-H. (Hrsg.) Kritische Lebensereignisse. München: Urban und Schwarzenberg, 1981, 174–195

194 Vgl. Filipp, 1983.

oder der soziale Kontext, innerhalb dessen die Auseinandersetzung mit Lebensereignissen zu leisten ist, stärker berücksichtigt werden. Entsprechend der Schwerpunktsetzung unterscheidet sie zwischen ereigniszentrierter, personzentrierter und kontextzentrierter Prävention.

Die ereigniszentrierte Prävention

Die ereigniszentrierte Prävention rückt das kritische Lebensereignis selbst in den Fokus präventiven Handelns und ist vor allem dort angezeigt, wo kritische Lebensereignisse regelhaft oder mit hoher Wahrscheinlichkeit eintreten. Meistens handelt es sich dabei um «normative Lebensereignisse». Da diese in hohem Masse an bestimmte Alterszeitpunkte gebunden sind, ist nicht nur ihr Eintritt selbst, sondern auch der Zeitpunkt ihres Eintritts vorherzusehen. Für die Planung von Präventionsmassnahmen stellt dies eine Erleichterung im Hinblick auf die zeitliche Plazierung dar, und zugleich ist auch die Zielgruppe altersmässig eingegrenzt. Über die Analyse der spezifischen Charakteristika und Anforderungsmerkmale des fraglichen Ereignisses versucht man, eine angemessene Vorbereitung auf die Lebensereignisse zu ermöglichen. Im Zentrum der präventiven Bemühungen steht die Vermittlung von antizipatorischem Bewältigungsverhalten unter Einbezug des kontextuellen Umfeldes.

Die personzentrierte Prävention

Im Falle der personzentrierten Prävention steht weniger die Vorbereitung auf spezifische Ereignisse im Vordergrund, vielmehr sollen die entsprechenden Massnahmen zum Aufbau und zur Erweiterung von Bewältigungskompetenzen beitragen, d.h. einer Person sollen mehr oder weniger generalisierte Strategien der Problem- und der Ereignisbewältigung vermittelt werden, unabhängig davon, ob und wann ihr Einsatz zum Tragen kommen mag. Diese Massnahmen gehen nicht von bestimmten Risikogruppen aus, sondern stehen allgemein als Möglichkeiten der Entwicklungsförderung zur Verfügung. Klammert die ereigniszentrierte Prävention die Aspekte, die die Person betreffen von vornherein aus, gilt umgekehrt für die personzentrierte Prävention, dass sie die Anforderungsstruktur der zu bewältigenden Lebensereignisse vernachlässigt. Sie berücksichtigt in stärkerem Mass die allgemeinen Vulnerabilitäts- und Kompetenzkonzepte. Somit wird versucht, jene personbezogenen Kompetenzen ausfindig zu machen, die generell für ein erfolgreiches Bewältigungsverhalten verantwortlich sind. Allerdings deutet vieles darauf hin, dass es solchermassen über alle Ereignisse hinweg generalisierende Kompetenzen und Bewältigungsstrategien nicht gibt.

Die kontextzentrierte Prävention

Verschiedene Untersuchungen weisen darauf hin, dass die Struktur und die Qualität des sozialen Umfeldes, in dem eine Person lebt, eine wichtige Rolle dabei spielt, wie erfolgreich sich jemand mit kritischen Lebensereignissen auseinandersetzen kann. In bezug auf präventive Massnahmen legen diese Untersuchungsergebnisse nahe, das soziale Umfeld der von einem Lebensereignis betroffenen Person in das Blickfeld zu rücken und die Verfügbarkeit sozialer Unterstützung als Basisressourcen bei der Bewältigung von Lebensereignissen aufzufassen.

> «Ziel der kontextzentrierten Prävention ist es somit, das Hilfspotential der natürlichen sozialen Umwelt zu steigern und die Qualität sozialer Interaktionen in diesem Sinne zu fördern (qualitativer Aspekt), aber auch überhaupt die Möglichkeit zu schaffen, Teil eines Beziehungsgeflechtes zu werden – unter Umständen von Menschen mit gleicher oder ähnlicher Ereignisthematik, wie dies u.a. im Rahmen der Selbsthilfebewegung unternommen wird (quantitativer Aspekt).»[195]

Dennoch darf auch in diesem Zusammenhang nicht übersehen werden, dass ein soziales Beziehungsgeflecht in mancher Hinsicht auch dysfunktional für eine angemessene Er-

---

[195] Filipp, 1983, 229f.

eignisbewältigung sein kann. Beispielsweise können soziale Kontaktpersonen durch ihre helfende Tätigkeit eine Bewältigungsform als angemessen erklären, die nicht mit der einer Person eigentümlichen Bewältigungsart vereinbar ist, wodurch die Konfliktsituation sogar verschärft werden kann.

Die Spitalvorbereitung als präventive Massnahme

Aus dem bisherigen theoretischen Teil dieser Arbeit lässt sich deutlich die Notwendigkeit eines präventiven Vorbereitungsprogrammes für einen Spitalaufenthalt ableiten, um so mehr als ein möglicher Spitalaufenthalt während der frühen Kindheit ein doch recht häufig vorkommendes kritisches Lebensereignis darstellt. Ein präventives Vorbereitungsprogramm drängt sich zudem auf, da laut einer Umfrage des Bundesministeriums für Familie, Jugend und Gesundheit (1983) nur gerade 14% der Spitalaufenthalte schon einige Zeit im voraus geplant waren. 41% der Einweisungen erfolgten im Verlauf einer Krankheit und 45% waren Notfallaufnahmen.[196] Um so erstaunlicher ist es, dass in der Praxis solche Vorbereitungsprogramme kaum anzutreffen sind.

Einen Versuch in diese Richtung unternimmt in der Schweiz sicher der Verein Kind und Spital, der im Jahre 1978 durch betroffene Eltern und Berufsleute nach dem deutschen Vorbild gegründet wurde. Verfolgt man jedoch dessen Bemühungen in den einzelnen Kantonen, wird klar ersichtlich, dass das Schwergewicht der Arbeit auf den spitalbegleitenden Massnahmen wie durchgehende Besuchszeiten, rooming-in und Rechte des kranken Kindes und seiner Eltern ausgerichtet ist. Bezüglich eines Vorbereitungsprogrammes bietet der Verein wohl punktuelle Hilfestellungen an wie eine Spitalführung, den telephonischen Beratungsdienst und den Versand von spitalbezogenem Spiel-

---

196 Vgl. Saile, 1987.

material und Büchern, jedoch bleibt es aufgrund fehlender freiwilliger Mitarbeiter und aufgrund bescheidener Geldmittel der Initiative der Eltern oder anderen pädagogisch tätigen Personen überlassen, was wie und zu welchem Zeitpunkt genützt wird. Da die grosse Mehrheit der Eltern zudem keine Kenntnisse von der Existenz dieses Vereins besitzt und durch die Kinderärzte oder das Spital auch kaum darauf aufmerksam gemacht wird, unterliegen die notwendigen Vorbereitungsmassnahmen dem Zufall oder der Aufgeklärtheit weniger Eltern. Immerhin scheinen in den letzten Jahren immer mehr Kindergärtnerinnen den Themenkreis Krankheit und Spital aufzugreifen und durch die in vielen Spitälern mögliche Spitalführung zu ergänzen.

Die grosse Altersspanne der ersten fünf bis sechs Lebensjahre ist aber bezüglich eines präventiven Programmes in keiner Weise abgedeckt. Dabei zeigt die Projektarbeit von B. Limacher deutlich, dass gerade in dieser Altersstufe eine Spitalvorbereitung der Kinder einem Bedürfnis der Eltern entspricht.[197] So nahmen nebst den 30 Kindern, die für ihren regulären Spitaleintritt von der Projektleiterin auf den Spitalaufenthalt und die geplante Operation vorbereitet wurden, noch über 100 andere Kinder von Freunden, Bekannten und Verwandten an der Vorbereitung teil. Dies deutet darauf hin, dass die Eltern die bestehenden Möglichkeiten sehr wohl nützen, wenn sie davon Kenntnis haben und auch wissen, an wen sie sich wenden können.

Etwas verbreiteter ist die Vorbereitung der Kinder auf einen Spitalaufenthalt und auf die damit verbundenen medizinischen Massnahmen, wenn ein regulärer Spitalaufenthalt geplant ist. Führt man sich jedoch die Ergebnisse der verschiedenen Untersuchungen, die sich mit den traumatisch wirkenden Faktoren eines Spitalaufenthaltes auseinandergesetzt haben, vor Augen,

---

[197] Vgl. Limacher, 1980/81.

so handelt es sich selbst bei diesen Kindern um einen verschwindend kleinen Prozentsatz, die adäquat vorbereitet worden sind.[198] Dies hängt sicher damit zusammen, dass in der Öffentlichkeit – leider aber auch noch bei vielen Kinderärzten und Spitälern – sogar die Notwendigkeit der gezielten Vorbereitung nicht zur Kenntnis genommen oder bagatellisiert wird. So hört man oft die Meinung, dass eine Vorbereitung wohl nicht schlecht wäre, wenn es jedoch nicht dazu komme, so sei dies weiter auch kein Unglück. Diese Haltung ist vor allem bei Fachpersonen um so unverständlicher, als neuere Forschungsprojekte, die sich mit den verschiedenen Formen der Spitalvorbereitung auseinandersetzten, eindeutig belegen, dass eine Vorbereitung generell weniger Verhaltensauffälligkeiten sowohl während wie nach dem Spitalaufenthalt zur Folge hat.[199]

Sowohl bei den allgemeinen wie bei den gezielten Vorbereitungsmassnahmen lässt sich feststellen, dass es sich immer nur um punktuelle Ansätze handelt, je nachdem, welche traumatisch wirkenden Bedingungen im Zentrum der Aufmerksamkeit stehen. Grundsätzlich fehlt ein ganzheitliches Konzept, was sicher auch ein Grund dafür ist, dass die breite Öffentlichkeit und auch das qualifizierte Fachpersonal derart leichtfertig mit den Verbesserungsvorschlägen umgeht.

In den folgenden Kapiteln geht es mir darum, ein ganzheitliches Modell der Prävention zu entwickeln, das die allgemeine aber auch die gezielte Spitalvorbereitung miteinschliesst. Zuerst setze ich mich mit den allgemeinen Kriterien auseinander, die für ein solches Präventionsprogramm von Bedeutung sind. Im Anschluss daran skizziere ich ein mögliches Modell der Spitalprävention unter Einbezug aller von mir erarbeiteten Belastungsfaktoren und setze mich damit auseinander, unter welchen Voraussetzungen ein solches Programm verwirklicht

198 Vgl. Moll, 1978, Wanschura, 1978, Limacher, 1980/81.
199 Vgl. Saile, 1987.

werden könnte. In diesem Zusammenhang komme ich auch auf mögliche Problembereiche der Anwendung und Durchführung zu sprechen.

Allgemeine Kriterien

Die verschiedensten Faktoren tragen dazu bei, dass ein Spitalaufenthalt Entwicklungsprobleme auslöst. Deshalb kann eine punktuelle und dem Goodwill der Spitäler überlassene Spitalvorbereitung in keiner Weise den emotionalen Bedürfnissen der betroffenen Kinder und Eltern gerecht werden. Um diese Bedürfnisbefriedigung besser zu gewährleisten, muss das präventive Handeln der Zufälligkeit enthoben und in feste, einander ergänzende Bahnen geleitet werden. Dieses Anliegen kann nur dann realisiert werden, wenn eine hierfür zuständige Beratungsstelle geschaffen wird, die den präventiven Aufgabenbereich übernimmt und koordiniert. Damit der Wirkungsgrad präventiven Handelns optimiert werden kann, muss die Prophylaxe von Krankheiten als ebenso wichtig wie die Behandlung von Kranken angesehen werden. Dies setzt jedoch voraus, dass die Grenzen des engen naturwissenschaftlichen Krankheitsverständnisses überwunden sind und ein multikausales psychosoziales Krankheitsverständnis bevorzugt wird, das sowohl die Psycho- und Soziopathologie wie auch den Einfluss des Krankheitserlebens und die Reaktionen der sozialen Umwelt miteinbezieht. Ebenfalls unerlässlich für den Erfolg präventiver Massnahmen ist die interdisziplinäre Zusammenarbeit. So nützt es z.B. wenig, die Eltern mit der Tatsache zu konfrontieren, dass eine spitalbedingte Trennung während einer bestimmten Altersspanne besser vermieden werden sollte, wenn das medizinische Personal diese Ansicht nicht teilt und im Spital keine Übernachtungsmöglichkeiten zur Verfügung stehen. Aus diesem Grunde kann die Prophylaxe des psychischen Hospitalismus nicht isoliert in Massnahmen gesehen werden, die sich auf den einzelnen Fall beziehen, sondern das gesamte Umfeld muss berücksichtigt werden.

Vergegenwärtige ich mir das von Paul B. Baltes und Doris Sowarka[200] vorgeschlagene heuristische Entwicklungsmodell, das impliziert, dass der Entwicklungsstand des Individuums, das Gesundheits- und Krankheitsverständnis in unserer Gesellschaft und das Lebensereignis Spitalaufenthalt immer unter dem Aspekt der gegenseitigen Wechselwirkung gesehen werden muss, wobei sowohl biologische wie ökologische Grunddeterminanten eine Rolle spielen, so glaube ich nicht, dass sich die verschiedenen Präventionsformen in der Praxis, wie Sigrun-Heide Filipp[201] sie ausführt, eindeutig voneinander abgrenzen lassen. Beispielsweise spielen bei der Vermittlung von antizipatorischen Bewältigungsstrategien die personalen Voraussetzungen wie das soziale Umfeld eine entscheidende Rolle und müssen miteinbezogen werden. Ich gehe davon aus, dass es am sinnvollsten ist, möglichst viele Bedingungen auf der Mikro-, Meso-, Exo- und Makroebene in einem Präventionsprogramm zu berücksichtigen. Damit möchte ich aber in keiner Weise sagen, dass jedes Kind und seine Familie mit allen vorhandenen Präventionsmassnahmen überschüttet werden sollte. Ideal wäre es, wenn je nach individuellen Bedürfnissen die entsprechenden Massnahmen bereitstehen und eingesetzt werden könnten. Nur auf diese Weise kann das grundlegende Ziel des Präventionsprogrammes erreicht werden. Die zentrale Aufgabe sollte darin bestehen, dem Kind und seiner Familie genügend Handlungsmöglichkeiten zur Verfügung zu stellen, damit sie während des Spitalaufenthaltes nicht resignieren, sondern die Hoffnung bewahren, diese kritische Situation bewältigen zu können. Ist ein Spitalaufenthalt nicht durch Hilflosigkeit und Hoffnungslosigkeit geprägt, so kann am ehesten gewährleistet werden, dass sich dieses kritische Ereignis vermehrt auch positiv auf die Entwicklung eines Kindes auswirkt. Es genügt aber nicht, nur beim Kind und seiner Familie präventive Massnahmen anzusetzen, existieren doch eine ganze Reihe von Bela-

[200] Vgl. Baltes und Sowarka, 1983.
[201] Vgl. Filipp, 1983.

stungsfaktoren, die sich in unserem Gesundheitswesen lokalisieren lassen. Dies bedeutet, dass ein Präventionsprogramm unbedingt auch auf institutioneller und gesetzgeberischer Ebene tätig werden muss, wenn die Arbeit mit dem Kind und seiner Familie nicht von vornherein zum Scheitern verurteilt sein soll.

Die allgemeine Spitalvorbereitung

Diese Form der Spitalvorbereitung umfasst allgemeine Massnahmen, die auf den verschiedensten Ebenen durchzuführen sind, damit sich ein möglicher Spitalaufenthalt für das Kind weniger belastend auswirkt.

Öffentlichkeitsarbeit

Die Bevölkerung wird durch die Medien (Radio, Fernsehen, Zeitschriften, Flugblätter), Bücher und Vorträge einerseits über die Gefahren des psychischen Hospitalismus aufgeklärt und andererseits über vorbeugende Massnahmen informiert. Gleichzeitig muss auf die präventive Beratungsstelle hingewiesen werden, damit diejenigen Leute, die durch solche breitangelegten Aufklärungsversuche sensibilisiert werden können, in ihren Bemühungen, detailliertere Informationen zu erhalten, nicht zuviele Hindernisse überwinden müssen und in der Folge resigniert von ihrem Vorhaben abkommen. Da diese Form der Aufklärung und Informationsvermittlung die Problematik immer nur an der Oberfläche behandeln kann, ist es wünschenswert, dass die Betroffenen zusätzlich mit der Beratungsstelle Kontakt aufnehmen. Weil aber viele Eltern Mühe haben, die Initiative zu ergreifen, wird dieser Schritt oft auf später verschoben oder erst gar nicht in Erwägung gezogen. Ein weiterer Nachteil dieser Informationsvermittlung liegt darin, dass abgesehen von bestimmten Bevölkerungsgruppen die grosse Mehrheit derjenigen, die man damit eigentlich ansprechen will, aus den verschiedensten Gründen nicht erreicht wird. Aus diesen Überlegungen folgt, dass neben dieser allgemeinen Form der Problemvermittlung eine individuellere Form eingesetzt werden muss. Jede Geburt könnte der präventiven Beratungsstelle gemeldet werden, wie das z.B. bei der Mütter- und Säuglings-beratungsschwester bereits praktiziert wird. Auf diese Weise erhielte die Beratungsstelle die Möglichkeit, von sich aus mit jeder Familie Kontakt aufzunehmen. Dabei denke ich in erster Linie an ein persönliches Gespräch zu Hause bei der betreffenden Familie. In diesem Erstgespräch würde den Eltern der Sinn der Spitalvorbereitung erklärt und gleichzeitig eine erste Verbindung zur Beratungsstelle hergestellt, um etwaigen Berührungsängsten entgegenzuwirken. Der nächste Schritt bestünde nun darin, die Eltern für einen Informationsabend zu gewinnen. Es wäre von Vorteil, wenn dieser Informationsabend innerhalb der ersten sechs Monate nach der Geburt stattfinden würde.

Arbeit mit den Eltern

Ausgehend von dem Gedanken, dass das Kind im Vorschulalter in ausgeprägter Weise von seinen Bezugspersonen abhängig ist, und Unsicherheiten in deren Verhalten sich gravierend auf sein Sicherheitsgefühl auswirken, drängt sich die Arbeit mit den Eltern geradezu auf. Diese lässt sich unterteilen in:

- Informationsvermittlung
- Vorstellen von themenbezogener Literatur für Erwachsene, von Kinderbüchern, von Spielen und Spielmaterial
- Spitalführung
- Vermittlung antizipatorischer Bewältigungsstrategien
- Erziehungsberatung

Die Elternarbeit erfolgt je nach den Bedürfnissen der einzelnen Elternpaare. So sind neben allgemeinen Elternabenden auch Einzelgespräche, Telephonate und Hausbesuche möglich.

Die Informationsvermittlung und Spitalführung haben zum Ziel, die Eltern mit der Problematik Krankheit, Spital und Spitalaufenthalt vertraut zu machen, so dass sie sich zutrauen, diesen Themenkreis mit ihrem Kind aufzugreifen. Verschiedene Schwerpunkte prägen diesen Informationsteil. Grundsätzlich müssen die Eltern aufgeklärt werden, wie das Kind im Vorschulalter das Kranksein erlebt und welche krankheitsbedingten Veränderungen sich in seinem Verhalten bemerkbar machen können. Ausgehend von den spezifischen Bedürfnissen des kranken Kindes können dann die verschiedenen Reaktionen der sozialen Umwelt, insbesondere diejenigen der Eltern, zur Sprache gebracht und in einen grösseren Zusammenhang der eigenen Krankheitsängste gestellt werden. Im weiteren müssen die Eltern über die Bedeutung eines möglichen Spitalaufenthaltes informiert werden. Neben den entwicklungspsychologischen Aspekten wie Trennungsproblematik, mangelndem Zeitverständnis, phantastischen Interpretationen und altersabhängigen Ängsten müssen die Eltern auch über die spitalbedingten Belastungsfaktoren wie Organisation des Tagesablaufes, Ausbildungsstand des medizinischen Personals, soziale Distanz zwischen medizinischem Personal und Patienten sowie die Hausordnung des Spitals orientiert werden. Dazu gehört auch, dass sie über die Rechte des Patienten bzw. der Eltern von kranken Kindern aufgeklärt werden. Die entsprechenden Richtlinien wurden 1989 durch die Vertreter aller «Kind und Krankenhaus»-Organisationen Europas in der «Charta für Kinder im Krankenhaus»[202] festgehalten. Diese für die Öffentlichkeit gedachte Charta basiert auf der für publizistische Zwecke zu langen «Europäischen Charta für Kinder in Krankenhäusern» des Europarates. Ihr Ziel ist es, das von der UNESCO formulierte Grundrecht auf bestmögliche medizinische Behandlung für Kinder sicherzustellen.

[202] Siehe Anhang.

Als weiterer in Frage kommender Belastungsfaktor darf auch der Erziehungsstil der Eltern nicht unerwähnt bleiben. Im speziellen sollte den Eltern vor Augen geführt werden, wie sehr sie ihren Kindern schaden, wenn sie die Gefahr des Krankwerdens, den Arztbesuch oder den Spitalaufenthalt als Drohung zur Durchsetzung ihrer Erziehungsforderungen benutzen.

Neben den bisher erwähnten Massnahmen sollten die Eltern auch die Gelegenheit erhalten, sich mit verschiedener themenbezogener Literatur, altersgemässen Kinderbüchern, spitalbezogenen Spielen und entsprechendem Spielmaterial vertraut zu machen.[203] Es wäre ideal, wenn die Beratungsstelle selbst über eine themenbezogene Bibliothek und Ludothek verfügte. In diesem Zusammenhang sollten die Eltern auch auf die wichtige Bedeutung des bei Kindern äusserst beliebten «Doktorspiels» aufmerksam gemacht werden.

Da in der Spitalrealität noch ein recht grosses Ungleichgewicht zwischen den emotionalen Bedürfnissen des kranken Kindes und dem Spitalalltag besteht, ist es in keiner Weise ausreichend, die Eltern nur auf dieses Missverhältnis aufmerksam zu machen. Unter Umständen fühlen sie sich dadurch nur noch zusätzlich verunsichert. Aus diesem Grunde müssen parallel dazu antizipatorische Bewältigungsstrategien gezeigt werden, die sich positiv auf die Kommunikation und Kooperation zwischen Eltern und medizinischem Personal auswirken. In diesem Zusammenhang können die Eltern auch auf bereits bestehende Selbsthilfegruppen aufmerksam gemacht werden.

Ausserdem ist es sinnvoll, die Möglichkeit einer Erziehungsberatung anzubieten, da sich Verhaltensauffälligkeiten und Erziehungsschwierigkeiten, die bereits vor dem Spitalaufenthalt bestehen, besonders negativ auf das Erlebnis eines Spitalaufent-

---

203 Siehe Anhang.

haltes auswirken. Ein zusätzlicher Grund für dieses Angebot ist der Umstand, dass es kaum weitere öffentliche Stellen gibt, die für die pädagogisch-psychologischen Problembereiche des Kleinkindalters zuständig sind. Zwischen der Mütter- und Säuglingsberatungsstelle und dem schulpsychologischen oder kinderpsychiatrischen Dienst klafft eine Lücke, die nur durch den Haus- bzw. Kinderarzt gefüllt ist. Diese sind in der Regel jedoch derart überlastet und bezüglich dieser Problemkreise auch überfordert, dass sie die Familie nur in den seltensten Fällen ausreichend beraten und unterstützen können.

Arbeit mit den Kindern

Das primäre Anliegen einer allgemeinen Spitalvorbereitung für das Kind besteht darin, dem Kind die zu erwartenden Eindrücke zu vermitteln, so dass es im voraus mit der Spitalsituation vertraut wird. Dabei sollen die Dinge, die gefährlich erscheinen, wiederholt sehr genau erklärt werden. Für ein Kind bedeutet dies, dass es die Gelegenheit erhält, die Dinge mit allen Sinnen zu erfassen und mit den Gefühlen fertig zu werden, die dadurch geweckt werden.[204] GLERRIT M.H. VEENEKLAAS betont in diesem Zusammenhang, dass frühestens im Alter von acht Jahren ein Gespräch als Vorbereitungsmöglichkeit in Betracht zu ziehen ist, und jüngere Kinder eher spielenderweise anzusprechen sind. [205]

Dieser Forderung kann man am besten durch Rollenspiele nachkommen. So können die verschiedenen Situationen, mit denen das Kind im Spital konfrontiert wird (Tagesablauf, medizinische Untersuchungen, therapeutische Massnahmen wie Bettruhe, Diät oder Medikamenteneinnahme, Narkose, Operation, Verbandswechsel, Visite etc.), anhand von wirklichkeits-

---

[204] Vgl. Plank, E.N.: Hilfen für Kinder im Krankenhaus. München: Ernst Reinhardt Verlag, 1973.
[205] Vgl. Veeneklaas et al., 1975.

getreuem Material anschaulich dargestellt und aktiv eingeübt werden. Da die wenigsten Kinder auf eine erfolgreiche Bewältigungsgeschichte von vergangenen ähnlichen Lebensereignissen zurückgreifen können, verfügen sie noch nicht über entsprechende Verhaltenskompetenzen und sind daher in verstärkten Masse auf eine vorherige Vermittlung angewiesen. Auch Bücher und Filme können beim Aufbau dieser antizipatorischen Bewältigungsstrategien behilflich sein. Allerdings weisen verschiedene Untersuchungen darauf hin, dass aktive Auseinandersetzungen wie z. B. Rollenspiele bessere Resultate erzielen.[206] Vermutlich hängt dies neben der Möglichkeit des aktiven Einübens von Verhaltensstrukturen auch damit zusammen, dass die Gefühlsebene bei dieser Konfrontationsform vom Kind stärker miteinbezogen wird. Dadurch erhält die Begleitperson zudem eher die Möglichkeit, im voraus auf die Ängste und Befürchtungen jedes einzelnen Kindes spezifisch einzugehen. Dies bedingt allerdings, dass keine allzu grossen Gruppen an diesen dafür vorgesehenen Spielnachmittagen teilnehmen sollten, damit jedes Kind genügend Aufmerksamkeit und Betreuung erhält.

Als weitere zusätzliche Form der Vorbereitung für das Kind bietet sich der Spitalbesuch an. Allerdings scheint es mir dabei unerlässlich, dass das Kind von mindestens einem Elternteil begleitet wird, weil erstens die Eltern selbst oft keine konkreten Vorstellungen von einem Spitalbetrieb und schon gar nicht von der Kinderabteilung haben, und weil zweitens dem Kind dadurch die Möglichkeit gegeben wird, nachträglich das Gesehene und Erlebte mit jemandem zu besprechen und zu verarbeiten. Da gewisse Aspekte – oft diejenigen, die das Kind am meisten verunsichert und verängstigt haben – erst nach Tagen zur Sprache gebracht werden, ist es von Vorteil, wenn dann die Ansprechpartner, also die Eltern, auch wissen, wovon ihr Kind eigentlich spricht.

---

[206] Vgl. Saile, 1987.

Auf die inzwischen zahlreichen Kinderbücher bezüglich der Themen «Kind und Krankheit», «Kind und Arzt» sowie «Kind und Spital» möchte ich ebenfalls ausdrücklich verweisen. Diese Bücher bilden das geeignete Ausgangs- und Vertiefungsmaterial. Einerseits ermöglichen sie einen guten Einstieg in die Problematik des Krankseins und des Spitalaufenthaltes und dienen andererseits auch als Gedächtnisstütze zu bereits Gesehenem und Erlebtem. Somit ist die unbedingt notwendige wiederholte Auseinandersetzung ohne grossen Aufwand gewährleistet. Indem sich das Kind in der Regel mit der Hauptperson identifiziert, hat das Buch auch die Möglichkeit des Aufbaus modifizierter Verhaltensstrukturen.

Allgemein wird man in der Literatur immer wieder darauf hingewiesen, dass eine Vorbereitung des Kindes erst vom dritten Lebensjahr an möglich sei. In der Regel wird dies damit begründet, dass das Kind bis zu diesem Alter die Situation verstandesmässig noch nicht zu erfassen vermag, Erklärungen noch nicht begreifen kann und seine Gefühle noch nicht verbalisieren kann. James Robertson zieht daraus den Schluss, dass eine Vorbereitung zwecklos sei und es wichtiger wäre, seine Aufmerksamkeit darauf zu richten, dass ein möglichst enger Kontakt zwischen Mutter und Kind erhalten werden könne.[207] Auch Anna Freud und Thesi Bergmann betonen die wichtige Bedeutung der Gegenwart der Mutter. Im Gegensatz zu Robertson vertreten sie jedoch die Meinung,

> «dass es falsch wäre, daraus den Schluss zu ziehen, dass man bei diesen Kindern die Bemühung um Vorbereitung aufgeben sollte. Im Gegenteil: die Versuche, zu einer erfolgreichen Vorbereitung zu kommen, sollten verdoppelt und Experimente in allen nur möglichen Richtungen unternommen werden»[208].

Wie Helmuth Saile herausgearbeitet hat, wurden in den letzten Jahren einige Untersuchungen in diese Richtung durchge-

---

207 Vgl. Robertson, 1974.
208 Freud und Bergmann, 1977, 26.

führt.[209] Dabei fällt allerdings auf, dass sich die meisten Projekte erstens nur mit der spezifischen Vorbereitung befassten, und dass zweitens die dabei verwendeten Techniken zur Vorbereitung auf medizinische Massnahmen vorwiegend aus dem Bereich der kognitiven Verhaltensmodifikation stammen. Daraus lässt sich schliessen, dass Kinder unter vier Jahren kaum in die Untersuchungen miteinbezogen worden sind, und somit die von Freud und Bergmann geforderten Resultate auch heute noch nicht vorliegen.

Grundsätzlich gehe ich davon aus, dass eine Vorbereitung des Kindes auch auf dieser frühen Altersstufe angebracht ist. Auch wenn das Kind eine fremde Welt, wie das Spital sie darstellt, verstandesmässig noch nicht wahrnehmen kann, vermag es diese sehr wohl gefühlsmässig zu erfassen. Dies bedingt, dass z.B. die Konfrontation mit dem Spital in einer entspannten und beschützenden Atmosphäre stattfindet. So sollte die Spitalbesichtigung nicht gerade während der hektischsten Zeit auf der Abteilung durchgeführt werden und nur in Begleitung einer bereits aufgeklärten Bezugsperson erfolgen. Als weitere Vorbereitungsmöglichkeiten eignen sich ebenfalls einfache Rollenspiele wie Koffer packen, in einem anderen Bett schlafen, Abschied nehmen, trösten nach kleinem Wehwehchen, Verbandwechsel usw. Auch wiederholtes Anschauen von Bilderbüchern kann bereits in diesem Alter sinnvoll sein, auch wenn das Kind das Abgebildete noch nicht in einen grösseren Zusammenhang stellen kann. Diese Vorbereitungen können aber die Anwesenheit der Bezugsperson im Spital keinesfalls ersetzen. Als ergänzende Massnahmen sind sie notwendig, um die Eltern vermehrt für die Problematik des Spitalaufenthaltes ihres Kindes zu sensibilisieren.

209 Vgl. Saile, 1987.

Arbeit mit Haus- bzw. Kinderärzten

Obwohl die praktizierenden Kinderärzte meistens besser als ihre Spitalkollegen über entwicklungspsychologische Aspekte informiert sind, weil sie von vielen Eltern diesbezüglich um Rat gefragt werden, fällt auf, dass die wenigsten ihre praktische Tätigkeit ihrem Wissen anpassen. Zum Teil hängt dies damit zusammen, dass sich viele Haus- und Kinderärzte ihre Kenntnisse weniger wissenschaftlich als «frei nach dem guten Menschenverstand» angeeignet haben. Vielfach ist ihr Wissen aber veraltet und überholt. Aus diesem Grund muss die Präventionsstelle auch die Haus- und Kinderärzte über die Bedeutung des Krankseins und des Spitalaufenthaltes für das Kind aufklären, damit sich die Einweisungspraxis zugunsten der emotionalen Bedürfnisse des Kindes verändert. So sollte eine Spitaleinweisung nur dann erfolgen, wenn deren Notwendigkeit gewissenhaft, unter Einbezug der speziellen Familiensituation und der individuellen Belastungsfähigkeit des Kindes, abgewogen worden ist. Zugleich mit dem Entscheid für die Einweisung sollte die Familie vom Arzt an die Präventionsstelle verwiesen werden, damit sie ihren Bedürfnissen entsprechend auf den Spitalaufenthalt und die damit verbundenen therapeutischen Massnahmen vorbereitet werden kann.

Arbeit mit dem medizinischen Spitalpersonal

Da sowohl Ärzte wie auch Krankenschwestern hauptsächlich naturwissenschaftlich ausgebildet werden und nur am Rande mit Entwicklungs- und Sozialpsychologie konfrontiert werden, ist es Aufgabe der Präventionsstelle, dieses Defizit auszugleichen, indem sie Weiterbildungen in diese Richtung entweder initiiert oder selbst durchführt. Wenn es der Präventionsstelle gelingt, das medizinische Personal für die Anliegen der Eltern und deren Kinder zu gewinnen – Kooperation anstatt Konkurrenz –, dann erhöhen sich die Erfolgschancen für die präventiven Massnahmen. Denn wie Urie Bronfenbrenner herausgearbeitet hat, gibt es eine Fülle von Bedingungen seitens des Spitals, die den Übertritt von der Familie ins Spital erleichtern können.[210] Ich denke dabei z.B an die Vereinbarkeit der Rollenanforderungen in den beiden Lebensbereichen, was sich im Spitalalltag darin ausdrücken kann, dass die Kinder und ihre Eltern nicht plötzlich mit anderen Erziehungsanforderungen konfrontiert werden. Ein anderes Beispiel sehe ich in der Notwendigkeit der offenen und persönlichen Kommunikation in beiden Richtungen, was bedingt, dass die Ursachen für die bestehende soziale Distanz angegangen werden. Der Verringerung der sozialen Distanz messe ich insofern grosse Bedeutung zu, als sie viel dazu beitragen kann, das Vertrauensverhältnis zwischen dem medizinischen Personal und den Eltern zu verbessern, und in der Folge zwischen Arzt, Krankenschwester und Kind. Wie VERONIKA ANNA SCHANDL in ihrer Untersuchung klar belegen konnte, bewirkte der positive Kontakt einen signifikanten Rückgang der Verhaltensstörungen beim Kind sowohl während wie nach dem Spitalaufenthalt.[211] Um jedoch den individuellen Bedürfnissen der einzelnen Familien gerecht zu werden, benötigt das medizinische Personal viel Flexibilität und eine gehörige Portion Phantasie oder Erfahrung, wenn es darum geht, die einzelnen Anliegen in die Realität umzusetzen. Aus diesem Grunde erachte ich es als notwendig, dass sie dabei z.B. in Form von Supervisionen Unterstützung erhalten. In regelmässigen Gruppensitzungen werden persönliche Schwierigkeiten im Umgang mit bestimmten Familien bewusst gemacht und bearbeitet. In solchen Sitzungen können auch die bisherigen routinemässigen und in vielen Fällen hinderlichen Organisationsstrukturen und Arbeitsabläufe wie auch Teamschwierigkeiten am besten zur Sprache gebracht werden.

---

210 Vgl. Bronfenbrenner, 1981.
211 Vgl. Schandl, 1979.

Institutionelle und politische Arbeit

Wie sich in der Praxis immer wieder zeigt, scheitern Veränderungs- und Verbesserungsvorschläge oft an der bestehenden Spitalorganisation. Somit bietet sich auch auf dieser Ebene ein weites Tätigkeitsfeld für die präventive Arbeit an. Grundsätzlich sollte sich die Spitalorganisation viel stärker an den Bedürfnissen und den Interessen der kranken Kinder und ihrer Eltern orientieren. Konkrete Massnahmen in diese Richtung sind:

- Die Umstrukturierung der Ausbildung des medizinischen Personals. Die Ausbildung muss sich stärker an den Erfordernissen der Praxis orientieren. Das heisst, dass die psychologischen, soziologischen und heilpädagogischen Fächer ausgebaut werden müssen und zugleich auf die Notwendigkeit der interdisziplinären Zusammenarbeit hingewiesen werden muss.
- Die Schaffung von Ausbildungsplätzen und Planstellen für Patientenbetreuerinnen, die ausschliesslich mit der psychosozialen Betreuung des Kindes und deren Eltern beauftragt sind. Vorbildfunktionen können der «child care worker» nach Emma N. Plank und die «observatrice» nach Glerrit M. H. Veeneklaas übernehmen.[212] Diese Spezialistinnen haben die Aufgabe,

> «Advokat des Kindes (nicht: des ‹Patienten›) zu sein: Es gegen das ‹System› – das dazu neigt, der normalen Entwicklung entgegenzuwirken – zu verteidigen»[213].

- Die Anpassung der Spitalhausordnung

Das Besuchsverbot für Kinder unter 14 Jahren muss neu überdacht werden, um Besuche bei kranken Freunden und Geschwistern zu ermöglichen. Aber zumindest sollte ein Kinder-

---

[212] Vgl. Plank, 1973; Veeneklaas et al., 1975.
[213] Plank, 1973, 49.

garten für die jüngeren Geschwister zur Verfügung gestellt werden. Die tägliche durchgehende Besuchszeit für die nächsten Angehörigen und das rooming-in muss selbstverständlich werden. Spitalführungen werden regelmässig angeboten.

- Die architektonische Gestaltung von Kinderstationen muss auch den psychischen Bedürfnissen der Kinder und ihrer Eltern gerecht werden und darf sich nicht nur an den Verbesserungen der Funktionsabläufe orientieren. Gefordert sind z.B. grosse Spielzimmer, damit auch bettlägerige Kinder dort beschäftigt werden können; Übernachtungsmöglichkeiten für Eltern; Aufenthaltsraum mit Kochnische für Eltern, damit sie sich auch tagsüber zurückziehen können und die Möglichkeit haben, sich auch ausserhalb der Kantinezeiten zu verköstigen sowie ein spezielles Besuchszimmer, damit die Krankenschwestern trotz vermehrter Besuchszeiten ungestört ihrer Arbeit nachgehen können.

- Die Einrichtung von Tageskliniken, damit eine möglichst frühzeitige Entlassung und ambulante Weiterbehandlung ermöglicht wird. So konnte Schandl in ihrer Untersuchung deutlich zeigen, dass sich mit zunehmender Dauer des Spitalaufenthaltes die Entwicklungsrückschritte häuften.[214]
- Die Finanzierung der präventiven Massnahmen sollte von den Krankenkassen übernommen werden.

Die gezielte Spitalvorbereitung

Diese Form ist eine Weiterführung der allgemeinen Spitalvorbereitung und richtet sich an diejenigen Kinder und Eltern, die unmittelbar vor einem Spitalaufenthalt stehen. Da dieses Ereignis beim Kind im Vorschulalter wegen der Vermengung von realen und imaginären Gefahren eine Gefühlsverwirrung aus-

---

[214] Vgl. Schandl, 1979.

löst, werden die Eltern und das medizinische Personal besonders gefordert. Diese Vorbereitung strebt folgende Ziele an:

1. Reduzierung der Ängste des Kindes
2. Sicherstellung der unbehinderten Durchführung der medizinischen Massnahmen während des Spitalaufenthaltes
3. Gewährleistung der Genesung und adäquaten Verarbeitung während und nach dem Spitalaufenthalt

Wie Anna Freud und Thesi Bergmann festhalten, gibt es nur zwei Möglichkeiten, um diese Ziele zu erreichen. Die erste besteht darin, das Kind im Rahmen seiner Verständnisgrenzen über die bevorstehenden Ereignisse möglichst vollständig zu informieren. Dadurch gelingt es dem Kind besser, seinen eigenen Verstand, seine Einsicht und seinen Wirklichkeitssinn einzusetzen. Als zweite Möglichkeit ziehen Freud und Bergmann die Konfrontation mit der Angst in Betracht.

> «Selbst wenn keine bewusste Deutung erfolgt, wirkt das beruhigend, vermindert die Vermengung und Fehldeutung von Fakten und setzt das Vermögen, unbewusste Elemente zu verzerren, herab. Wenn Kinder auf diese Weise geleitet und unterstützt werden, sind sie besser in der Lage, ihre Ängste unter Kontrolle zu halten und Auflehnung oder passives Hinnehmen in aktive Kooperation umzuwandeln.»[215]

Notlügen und Halbwahrheiten haben bei der Informationsvermittlung keinen Platz, da sonst das Kind das Vertrauen in seine Eltern und in das medizinische Personal verliert. Einen schmerzhaften Eingriff darf man z. B. aus diesem Grund niemals als schmerzlos darstellen. Hat ein Kind die Erfahrung gemacht, dass ihm vorher gesagt wurde, ob und wie sehr ein Eingriff schmerzhaft sein werde, wird es bei harmlosen Untersuchungen oder Behandlungen keine Angst zeigen und sich kooperativ verhalten. Wurde das Kind jedoch einmal angelogen, so wird es

---

[215] Freud und Bergmann, 1977, 25.

keiner weiteren Beteuerung der Schmerzlosigkeit mehr Glauben schenken und sich gegen jede auch noch so harmlose Behandlung sträuben. Von einer erfolgreichen Vorbereitung berichtet dieses Beispiel eines vierjährigen Mädchens, das sorgfältig auf eine Beinamputation vorbereitet worden ist:

> «Es dauerte eine Weile, bis wir die völlig verzweifelten Eltern davon überzeugt hatten, wie notwendig es sei, das Mädchen wissen zu lassen, dass es nach der Operation nur noch ein Bein haben würde. Elf Monate später kam Ruth zu einer Revision des Stumpfes wieder zu uns. Es ging sehr glatt. Während die Mutter auf ihr Kind wartete, kam sie zu mir und sagte: ‹Wissen Sie, ich bin so froh, dass wir Ruth im vergangenen Jahr vorher von der Amputation erzählt haben, wie Sie es vorschlugen. Ich bin sicher, dass ich sie sonst niemals wieder ins Krankenhaus gebracht hätte. Sie hat mich nämlich gefragt: ‚Werden sie jetzt mein anderes Bein abschneiden?', und als ich ihr dann geantwortet habe: ‚Nein, sie werden diesmal nur den Stumpf behandeln', hat sie mir vertraut.›»[216]

Der Zeitpunkt der Informierung über die einzelnen Eingriffe muss so gewählt werden, dass das Kind die Gelegenheit hat, sich allmählich auf das bevorstehende Ereignis einzustellen und noch genügend Zeit hat, Fragen zu stellen, um Unklarheiten und falsche Vorstellungen zu beseitigen. Daher ist es günstiger, ihm den Eingriff einige Zeit vorher anzukündigen und anschaulich zu beschreiben. Je nach Alter und Entwicklung des Zeitverständnisses kann das Kind bereits eine Woche vorher oder erst am selben Tag mit dem bevorstehenden Ereignis vertraut gemacht werden. Die Art und Weise der Schilderung muss an die kindliche Vorstellung der Krankheit anknüpfen. Wichtig ist, dass dem Kind die voraussichtlich gebrauchten Gegenstände und Geräte (Spritzen, Blutdruckapparat, Röngtenapparat usw.) vor dem Eingriff gezeigt werden und man es mit ihnen hantieren lässt. Vor allem beim jüngeren Kind reichen sprachliche Erklärungen nicht aus, weil sein Sprachverständnis und sein Wortschatz noch begrenzt sind und seine Vorstellungen noch stark mit konkreten Handlungen und Gegenständen verbunden sind. Es kann wiederum am besten vorbereitet werden, wenn die Ein-

---

216 Plank, 1973, 33.

griffe vorher mit ihm gespielt werden. Damit sich das Kind wiederholt mit dem bevorstehenden Eingriff auseinandersetzen kann, müssen die Eltern selbst über Krankheit und Art der Untersuchung hinreichend aufgeklärt sein und im weiteren über altersentsprechende Vorbereitungsmassnahmen verfügen.

Abschliessend möchte ich noch auf drei einfache und zutreffende Ratschläge Anna Freuds[217] hinweisen, die das oben Erwähnte rezeptartig und leicht verständlich zusammenfassen. Bei einer Spitaleinweisung müssen die Eltern dem Kind klar machen, dass sie es auch weiterhin liebhaben werden. Sie müssen das Kind überzeugen, dass es nicht zur Strafe ins Spital kommt. Sie müssen zum Ausdruck bringen, dass es dem Kind nachher besser gehen werde.

Schlusswort

Ausgangsbasis dieser Arbeit waren die trotz verschiedener Reformbestrebungen nach wie vor beobachtbaren Verhaltensstörungen bei Kindern während und nach einem Spitalaufenthalt. Wie die Erarbeitung der Pathogenese dieser Störungen aufzeigt, handelt es sich bei einem Spitaleintritt eindeutig um einen ökologischen Übergang im Sinne eines kritischen Lebensereignisses. Wenn dieses kritische Lebensereignis nicht bewältigt wird, kann der Spitalaufenthalt eine Lebenskrise auslösen, was zu einer psychischen Erkrankung und einer daraus resultierenden Fehlentwicklung führen kann. Wegen des vorherrschenden naturwissenschaftlichen Krankheitsverständnisses in unserer Gesellschaft steht die Behandlung von Krankheit im Mittelpunkt der therapeutischen Angebote. Präventive Programme führen ein Mauerblümchendasein und kommen, wenn überhaupt, nur

[217] Vgl. Freud, 1977.

punktuell zum Einsatz. Wie sich jedoch bei der Analyse der Belastungsfaktoren unter Einbezug verschiedener Untersuchungen und neuerer Theorieansätze klar abzeichnet, könnte mittels einer präventiven Medizin einiges Leiden abgewendet werden. Im Falle des Spitalaufenthaltes für das Kind würde sich die Wahrscheinlichkeit erhöhen, dass dieses kritische Lebensereignis beim Kind und seiner Familie weniger als Bedrohung und mehr als Herausforderung und Entwicklungschance wahrgenommen wird.

Der Erfolg eines präventiven Programmes ist allerdings von einigen Determinanten abhängig. Grundsätzlich ist die Durchführung präventiver Massnahmen erst möglich, wenn die Prophylaxe von Krankheiten mit der Behandlung von Krankheiten gleichgestellt wird, denn nur unter dieser Voraussetzung ist die unbedingt notwendige interdisziplinäre Zusammenarbeit gewährleistet. Der präventiven Arbeit selbst muss ein einheitliches Konzept zugrundeliegen. Zwei Gründe sprechen für eine klare Strukturierung:

Erstens soll verhindert werden, dass die prophylaktischen Massnahmen weiterhin nur punktuell, unsystematisch und willkürlich eingesetzt werden. Wie sich bei dieser bis heute hauptsächlich praktizierten Methode gezeigt hat, ist der Erfolg relativ gering und nur schwer nachweisbar. Dies trägt dann dazu bei, dass sich die Notwendigkeit präventiver Massnahmen durch das Fachpersonal weiterhin bagatellisieren lässt.

Zweitens bestünde auf dem Hintergrund eines strukturierten Präventionsprogrammes die Möglichkeit, den Wirkungsgrad mittels Forschungsprojekte zu überprüfen. Dadurch kann einerseits die präventive Arbeit selbst modifiziert werden, und andererseits erleichterte sich die Aufklärungsarbeit, da konkrete Ergebnisse vorlägen.

Weil die Auseinandersetzung mit Entwicklungsbedingungen noch ein neuerer Forschungszweig ist, bin ich mir bewusst, dass mein Präventionsmodell bezüglich Spitalvorbereitung nicht ohne Mängel ist. Um Prognosen von Entwicklungsverläufen unter erschwerten Lebensbedingungen mit grösserer Treffsicherheit zu ermöglichen, braucht es noch weitere Untersuchungen über anlagemässige, sozioökologische, ereignismässige und personale Entwicklungsbedingungen und deren Wechselwirkungen. Ich hoffe jedoch, dass es mir mit meiner Arbeit gelungen ist, die Annahme «lieber schnell und schmerzhaft» zu widerlegen, und die Wichtigkeit eines Präventionsprogrammes zu zeigen.

Bibliographie

ANTONOVSKY, A.: Health, stress and coping. San Francisco: Jossey-Bass Publishers, 1979.

ANTONOVSKY, A.: Unraveling the mystery of health. How people manage stress and stay well. San Francisco: Jossey-Bass Publishers, 1987.

AXLINE, V.M.: Kinder-Spieltherapie im nichtdirektiven Verfahren. München: Ernst Reinhardt Verlag, 1974[3].

BALTES, P.B. & SOWARKA, D.: Entwicklungspsychologie und Entwicklungsbegriff. In: SILBEREISEN, R.K. & MONTADA, L. (Hrsg.): Entwicklungspsychologie. Ein Handbuch in Schlüsselbegriffen. München: Urban & Schwarzenberg, 1983, 11–21.

BATTEGAY, R.: Angst und Sein. Stuttgart: Hippokrates Verlag, 1976.

BECKER, P.: Psychologie der seelischen Gesundheit. Bd. 1: Theorien, Modelle, Diagnostik. Göttingen/Toronto/Zürich: Verlag für Psychologie, Dr. C.J. Hofgrefe, 1982.

BELSCHNER, W. und KAISER, P.: Darstellung eines Mehrebenenmodells primärer Prävention. In: FILIPP, S.-H. (Hrsg.): Kritische Lebensereignisse. München: Urban & Schwarzenberg, 1981, 174–195.

BIERMANN, G. und R.: Das kranke Kind und seine Umwelt. München: Ernst Reinhardt Verlag, 1982.

BIERMANN, G.: Die psychische Situation des Kindes bei Krankheit und Krankenhausaufenthalt. In: BEHLER, W. (Hrsg.): Das Kind. Eine Anthropologie des Kindes. Freiburg i.B.: Herder Verlag, 1971, 359–370.

BIERMANN, G.: Die psychosoziale Entwicklung des Kindes in unserer Zeit. München: Ernst Reinhardt Verlag, 1972.

BIERMANN, G.: Kind und Operation. In: BIERMANN, G. (Hrsg.): Mutter und Kind im Krankenhaus. München: Ernst Reinhardt Verlag, 1978, 88–93.

BIERMANN, G.: Unsere kranken Kinder. Fellbach: Adolf Bonz Verlag, 1975.

BOWLBY, J.: Bindung. Eine Analyse der Mutter-Kind-Beziehung. München: Kindler Verlag, 1975.

BOWLBY, J.: Mutterliebe und kindliche Entwicklung. München: Ernst Reinhardt Verlag, 1985.

BRANDTSTÄDTER, J.: Entwicklungsberatung unter dem Aspekt der Lebensspanne: Zum Aufbau eines entwicklungspsychologischen Anwendungskonzeptes. In: BRANDTSTÄDTER, J. und GRÄSER, H. (Hrsg.): Entwicklungsberatung unter dem Aspekt der Lebensspanne. Göttingen: Verlag für Psychologie, Dr. C.J. Hofgrefe, 1985, 1–15.

BRANDTSTÄDTER, J.: Grundlagen psychologischer Prävention. In: BRANDTSTÄDTER, J. und EYE, A. v. (Hrsg.): Psychologische Prävention: Grundlagen, Programme, Methoden. Bern: Huber Verlag, 1982, 15–119.

BRONFENBRENNER, U.: Die Ökologie der menschlichen Entwicklung. Stuttgart: Klett-Cotta, 1981.

BUNZEL, B. und SEDLAK, F.: Mein Kind wird operiert. Wien: Österreichischer Bundesverlag, 1985.

CAPLAN, G.: Principles of preventive psychiatry. New York/ London: Basic Books, Inc., Publishers, 1964.

DANISH, ST.J. und D'AUGELLI, A.R.: Kompetenzerhöhung als Ziel der Intervention in Entwicklungsverläufe über die Lebensspanne. In: FILIPP, S.-H. (Hrsg.): Kritische Lebensereignisse. München: Urban & Schwarzenberg, 1981, 156–173.

DONALDSON, M.: Wie Kinder denken. Bern: Verlag Hans Huber, 1982.

DORFMÜLLER, M.: Angewandte Psychologie für das kranke Kind. München: Urban & Schwarzenberg, 1977.

DÜHRSSEN, A.: Kinder im Krankenhaus. In: Praxis der Kinderpsychologie und Kinderpsychiatrie, 4, 1955, 74–83.

ENGELHARDT, K., WIRTH, A. & KINDERMANN, L.: Kranke im Krankenhaus. Stuttgart: Ferdinand Enke Verlag, 1973.

ERIKSON, E.H.: Identität und Lebenszyklus. Frankfurt a. M.: Suhrkamp Verlag, 1980[6].

ERIKSON, E.H.: Kindheit und Gesellschaft. Stuttgart: Klett-Cotta, 1984[9].

ERNST, C. & LUCKNER, N. v.: Stellt die Frühkindheit die Weichen? Stuttgart: Ferdinand Enke Verlag, 1985.

FALTERMEIER, T.: Lebensereignisse und Alltag. München: Profil Verlag, 1987.

FILIPP, S.-H. und GRÄSER, H.: Psychologische Prävention im Umfeld kritischer Lebensereignisse. In: BRANDTSTÄDTER, J. (Hrsg.): Psychologische Prävention: Grundlagen, Programme, Methoden. Bern: Huber Verlag, 1982, 155–197.

FILIPP, S.-H.: Krisenprävention. In: SILBEREISEN, R.K. & MONTADA, L. (Hrsg.): Entwicklungspsychologie. München: Urban & Schwarzenberg, 1983, 220–231.

FRAIBERG, S.: Die magischen Jahre in der Persönlichkeitsentwicklung des Vorschulkindes. Reinbek bei Hamburg: Rowohlt TB Verlag, 1972.

FREUD, A. und BERGMANN, TH. (Hrsg.): Kranke Kinder. Frankfurt a. M.: Fischer TB Verlag, 1977.

FREUD, A.: Wege und Irrwege in der Kinderentwicklung. Stuttgart: Klett-Cotta, 1988[4].

FUCHS, W.: Todesbilder in der modernen Gesellschaft. Frankfurt a. M.: Suhrkamp TB Verlag, 1969.

GÖRRES, A. (Hrsg.): Der Kranke – Ärgernis der Leistungsgesellschaft. Düsseldorf: Patmos-Verlag, 1971.

GRIMM, H.: Sprachentwicklung: Voraussetzungen, Phasen und theoretische Interpretationen. In: OERTER, R. und MONTADA, L. (Hrsg.): Entwicklungspsychologie. Ein Lehrbuch. München/Weinheim: Psychologie Verlags Union, 1987², 578–636.

HAAS, G.: Ich bin ja so allein. Ravensburg: Otto Maier Verlag, 1975.

HERZKA, H. ST.: Das Kind von der Geburt bis zur Schule. Basel/Stuttgart: Schwabe & Co. AG, 1972.

HERZKA, H. ST., FANCONI, A. und LEUENBERGER, M.: Zusammenarbeit von Pädiatrie und Kinderpsychiatrie in der Kinderklinik; Möglichkeiten und Grenzen. Schweizerische Medizinische Wochenschrift, 1980, 110, 131–134.

HERZKA, H. ST., FANCONI, A., WILLE, A., LEUENBERGER, M. und FLURY, L.: Besuchszeitenregelung im Beziehungsdreieck Patient-Familie-Personal der pädiatrischen Klinik. Schweizerische Ärztezeitung, 1981, 45, 3211–3215.

HERZKA, H. ST.: Die Untersuchung von Kindern – Ganzheitliche Erfassung und psychischer Befund. Göttingen: Vandenhoeck und Ruprecht, 1986.

HERZKA, H. ST., FANCONI, A., LEUENBERGER, M. & GIRSPERGER, E.: L'enfant à l'hôpital. Folia psychopractica Roche, 1986, 29, 5–33.

HERZKA, H. ST.: Kinderpsychopathologie. Basel/Stuttgart: Schwabe & Co. AG, 1986.

HERZKA, H. ST.: Die neue Kindheit. Basel/Stuttgart: Schwabe & Co. AG, 1989.

JANIG, H., LÖSCHENKOHL, E., SCHOFNEGGER, J. und SÜSSENBACHER, G. (Hrsg.): Umweltpsychologie. Bewältigung neuer und veränderter Umwelten. Wien: Literas-Verlag, 1982.

KLEIN, M.: Die Psychoanalyse des Kindes. München: Kindler Verlag GmbH, 1973.

KOHLI, B.: «Aufhänger» Spital. Ein Handbuch für Eltern als Hilfe für die Vorbereitung ihres Kindes auf einen Spitalaufenthalt. Winterthur: Eigenverlag des Verbands Kind und Spital, 1993.

LANGMEIER, J. und MATEJCEK, Z.: Psychische Deprivation im Kindesalter. München/Wien/Baltimore: Urban & Schwarzenberg, 1977.

LAZARUS, R. S.: Stress und Stressbewältigung – Ein Paradigma. In: FILIPP, S.-H. (Hrsg.): Kritische Lebensereignisse. München: Urban & Schwarzenberg, 1981, 198–232.

LEGATIS, B.: Modell einer umfassenden Betreuung von Kind und Eltern im Krankenhaus. Beitrag zur Prophylaxe von Verhaltensstörungen bei hospitalisierten Kleinkindern. Unveröffentlichte Lizentiatsarbeit, Institut für Sonderpädagogik der Universität Zürich, 1982.

LEHR, U.: Die Rolle der Mutter in der Sozialisation des Kindes. Darmstadt: Dr. Dietrich Steinkopff Verlag, 1974.

LEMAIRE, G.: Das Kind im Spital. Ausdrucks- und Beziehungsverhalten zweier Fünfjähriger. Medizinische Videodissertation unter der gemeinsamen Leitung von Fanconi, A. und Herzka, H. St.., Universität Zürich, 1987.

LIMACHER, B.: Kranke Kinder ... Kinder. Sozialpädagogische Betreuung von Kleinkindern im Spitalbereich. Unveröffentl. Diplomarbeit, Schule für soziale Arbeit Zürich, Abt. Sozialpädagogik, 1980/81.

LÖSCHENKOHL, E.: Umweltbewältigung bei Kindern im Krankenhaus. Psychologie in Erziehung und Unterricht, 1981, 28, 161–174.

MAHLER, M. S., PINE, F. und BERGMANN, A.: Die psychische Geburt des Menschen. Frankfurt a. M.: Fischer TB, 1980.

MAHLER, M. S.: Studien über die drei ersten Lebensjahre. Stuttgart: Klett-Cotta Verlag, 1985.

MEIERHOFER, M.: Frühe Prägung der Persönlichkeit. Bern: Hans Huber Verlag, 1971.

MOLL, U.: Das Operationstrauma der Kinder am Beispiel der Mandeloperation. In: BIERMANN, G. (Hrsg.): Mutter und Kind im Krankenhaus. München: Ernst Reinhardt Verlag, 1978, 105–115.

MONTADA, L.: Kritische Lebensereignisse im Brennpunkt: Eine Entwicklungsaufgabe für die Entwicklungspsychologie? In: FILIPP, S.-H. (Hrsg.): Kritische Lebensereignisse. München: Urban & Schwarzenberg, 1981, 272–292.

MONTADA, L.: Die geistige Entwicklung aus der Sicht Jean Piagets. In: OERTER, R. und MONTADA, L. (Hrsg.): Entwicklungspsychologie. Ein Lehrbuch. München/Weinheim: Psychologie Verlags Union, 1987², 414–462.

MONTADA, L.: Systematik der angewandten Entwicklungspsychologie: Probleme der Praxis, Beiträge der Forschung. In: OERTER, R. und MONTADA, L. (Hrsg.): Entwicklungspsychologie. Ein Lehrbuch. München/Weinheim: Psychologie Verlags Union, 1987², 769–788.

MONTADA, L.: Themen, Traditionen, Trends. In: OERTER, R. und MONTADA, L. (Hrsg.): Entwicklungspsychologie. Ein Lehrbuch. München/Weinheim: Psychologie Verlags Union, 1987², 1–87.

MURKEN, A. H. (Hrsg.): Kind, Krankheit und Krankenhaus im Kinder- und Jugendbuch seit 1800. Herzogenrath 3: Verlag Murken-Altrogge, 1983.

OERTER, R. und MONTADA, L. (Hrsg.): Entwicklungspsychologie. Ein Lehrbuch. München/Weinheim: Psychologie Verlags Union, 1987².

OERTER, R.: Der ökologische Ansatz. In: OERTER, R. und MONTADA, L. (Hrsg.): Entwicklungspsychologie. Ein Lehrbuch. München/Weinheim: Psychologie Verlags Union, 1987[2], 87–131.

OLBRICH, E.: Normative Übergänge im menschlichen Lebenslauf: Entwicklungskrisen oder Herausforderung? In: FILIPP, S.-H. (Hrsg.): Kritische Lebensereignisse. München: Urban & Schwarzenberg, 1981, 123–138.

PARSONS, T.: Definition von Gesundheit und Krankheit im Licht der Wertbegriffe und der sozialen Struktur Amerikas. In: MITSCHERLICH, A., BROCHER, T., MERING, O. v. und HORN, K. (Hrsg.): Der Kranke in der modernen Gesellschaft. Köln: Kiepenheuer & Witsch, 1967, 57–87.

PIAGET, J. & INHELDER, B.: Die Psychologie des Kindes. Frankfurt a. M.: Fischer TB, 1983[5].

PLANK, E. N.: Hilfen für Kinder im Krankenhaus. München: Ernst Reinhardt Verlag, 1973.

RAUH, H.: Diagnostik und Beratung in der frühkindlichen Entwicklung. In: BRANDTSTÄDTER, J. und GRÄSER, H. (Hrsg.): Entwicklungsberatung unter dem Aspekt der Lebensspanne. Göttingen: Hofgrefe, 1985, 44–65.

RICHTER, H. E.: Eltern, Kind und Neurose. Reinbek bei Hamburg: Rowohlt TB Verlag, 1981.

ROBERTSON, J.: Kinder im Krankenhaus. München: Ernst Reinhardt Verlag, 1982[2]

ROHDE, J. J.: Soziologie des Krankenhauses. Stuttgart: Ferdinand Enke Verlag, 1974

RÜBELING, H. und SCHWEISSGUT, J.: Psychologie in der Kinderkrankenpflege. Stuttgart: Verlag W. Kohlhammer, 1979.

RUTTER, M.: Bindung und Trennung in der frühen Kindheit: Forschungsergebnisse zur Mutterdeprivation. München: Juventa Verlag, 1978.

SAILE, H.: Entwicklungspsychologische Beiträge zur psychischen Belastung von Kindern durch einen Krankenhausaufenthalt. Frankfurt a. M.: Peter Lang Verlag, 1987.

SCHANDL, V. A.: Versuch einer Prophylaxe von psychischen Traumatisierungen von Kleinkindern durch psychosoziale Betreuung während ihres Krankenhausaufenthaltes. Unveröffentl. Dissertation, Grund- und Integrativwissenschaftliche Fakultät der Universität Wien, 1979.

SCHÄPPI-FREULER, S.: Zur Entwicklung frühkindlicher Ängste. Veröffentlichte Dissertation, Universität Zürich, Abt. Anthroplogische Psychologie. Zürich: Juris Druck + Verlag, 1976.

SCHENK-DANZINGER, L.: Entwicklungspsychologie. Wien: Österreichischer Bundesverlag, 1980.

SCHINDLER, E. B.: Bedürfnisse des Kindes im Krankenhaus. Schweizerisches Rotes Kreuz, 1979, 2, 10–12.

SCHMALOHR, E.: Den Kindern das Leben zutrauen. Frankfurt: Fischer TB Verlag, 1986.

SCHMIDT, H.-L., HISCHER, E. und SACHTLEBEN, P. (Hrsg.): Die Welt unserer Kinder im Krankenhaus von heute. München: Minerva-Publikation, 1983.

SCHMIDT-DENTER, U.: Die soziale Umwelt des Kindes. Berlin: Springer Verlag, 1984.

SCHMIDTCHEN, ST.: Kinderpsychotherapie. Stuttgart: Verlag W. Kohlhammer, 1989.

SCHNEIDER, K.: Ärzte, Pflegepersonal und Patienten im Krankenhaus. Frankfurt a. M.: Peter Lang Verlag, 1987.

SCHWARZER, R.: Stress, Angst und Hilflosigkeit. Stuttgart: Verlag W. Kohlhammer, 1981.

SCHWEIZ. VEREIN KIND UND SPITAL: «Bestandesaufnahme». Auswertung eines Fragebogens zur heutigen Situation des Kindes im Krankenhaus. Zürich: Marie-Meierhofer-Institut für das Kind, 1981.

SCHWIZER, V.: Spitalführungen für Kinder. Keine Angst vor dem Spital. Sprechstunde, 1992, 6, 4–7.

SICHTERMANN, B.: Vorsicht Kind. Berlin: Verlag Klaus Wagenbach, 1982.

SILBEREISEN, R. K. und MONTADA, L. (Hrsg.): Entwicklungspsychologie. München: Urban & Schwarzenberg, 1983.

SPITZ, R. A.: Vom Säugling zum Kleinkind. Stuttgart: Klett-Cotta Verlag, 1985.

STEIN, A.: Mein Kind hat Angst. München: Kösel-Verlag, 1982.

STEINHAUSEN, H.-CH.: Risiken für die psychische Entwicklung von Kindern durch Krankenhausaufenthalte. Informationsblatt der Universität Zürich, 1991, 3, 19–20.

TRAUTNER, H.-M.: Modelle für die Erklärung von Entwicklungsprozessen. In: SILBEREISEN, R.K. und MONTADA, L. (Hrsg.): Entwicklungspsychologie. Ein Handbuch in Schlüsselbegriffen. München: Urban & Schwarzenberg, 1983, 44–55.

TROSCHKE, J. v.: Das Kind als Patient im Krankenhaus. München/Basel: Ernst Reinhardt Verlag, 1974.

TROSCHKE, J. v.: Hintergrund psychischer Traumatisierungen im Krankenhaus. In: BIERMANN, G. (Hrsg.): Mutter und Kind im Krankenhaus. München: Ernst Reinhardt Verlag, 1978, 119–123.

ULICH, D.: Krise und Entwicklung. München/Weinheim: Psychologie Verlags Union, 1987.

Veeneklaas, G.M.H., Gobée, J.I.A. & van der Kloot Meijburg, W.J.: Kind im Krankenhaus. Stuttgart: Georg Thieme Verlag, 1975.

Wander, K.F.W.: Deutsches Sprichwörterlexikon. In 5 Bänden. Bd. 1. Aalen: Scientia, 1963.

Wanschura, Th.B.: Kind und Krankenhaus. Eine empirische Untersuchung über die Auswirkung kurzdauernder Krankenhausaufenthalte auf das Verhalten von Kindern während und nach der Hospitalisierung. Philosophische Dissertation, Wien, 1978.

Wunnerlich, A.: Zur Psychologie der auswegslosen Situation. Bern: Verlag Hans Huber, 1972.

Zapotoczky, H.G. & Nutzinger, D.O. (Hrsg.): Psychologie am Krankenbett. Basel/Weinheim: Beltz Verlag, 1986.

Zlotowicz, M.: Warum haben Kinder Angst? Stuttgart: Klett-Cotta, 1983.

Zulliger, H.: Die Angst unserer Kinder. Frankfurt a. M.: Fischer TB Verlag, 1969.

Zulliger, H.: Heilende Kräfte im kindlichen Spiel. Frankfurt a. M.: Fischer TB Verlag, 1970.

ANHANG

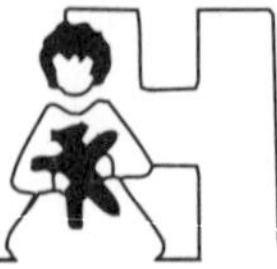

CHARTA

für Kinder im Krankenhaus

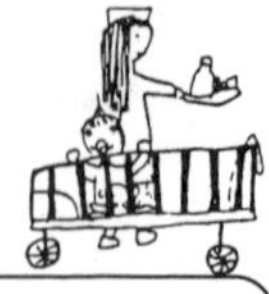

Das Recht auf bestmögliche medizinische Behandlung ist ein Grundrecht, besonders für Kinder – (UNESCO)

Das bedeutet:

1.

Die Aufnahme eines Kindes ins Spital soll nur dann erfolgen, wenn eine gleichwertige Pflege nicht zu Hause oder ambulant erbracht werden kann.

2.

Kinder im Spital haben das Recht, Mutter, Vater oder eine andere Bezugsperson jederzeit bei sich zu haben.

3.

Bei der Aufnahme eines Kindes ins Spital soll den Eltern die Mitaufnahme angeboten werden; Hilfe und Unterstützung dabei müssen ebenfalls vom Spital aus kommen. Den Eltern dürfen daraus keine zusätzlichen Kosten und keine Einkommenseinbussen entstehen. Um an der Pflege ihres Kindes teilnehmen zu können, müssen die Eltern über die Grundpflege sowie den Stationsalltag informiert und ihre aktive Teilnahme daran soll unterstützt werden.

4.

Kinder haben wie ihre Eltern das Recht, ihrem Alter und ihrem Verständnis entsprechend informiert zu sein. Insbesondere soll jede Massnahme ergriffen werden, um den körperlichen und seelischen Stress zu vermindern.

5.

Kinder und Eltern haben das Recht, vor jeder Entscheidung, die die Behandlung des Kindes betrifft, in dem Mass informiert zu werden, das ihnen eine Mit-Entscheidung ermöglicht.
Jedes Kind soll vor unnötigen medizinischen Behandlungen und Untersuchungen geschützt werden.

6.

Kinder sollen gemeinsam mit Kindern gepflegt werden, die ähnliche entwicklungsbedingte Bedürfnisse haben.
Kinder sollen nicht in Erwachsenenstationen aufgenommen werden. Für Besucher dürfen keine Altersgrenzen festgelegt werden.

7.

Kinder haben auch im Spital das Recht auf eine Umgebung, die ihrem Alter und ihrem Zustand entspricht und die ihnen umfangreiche Möglichkeiten zum Spielen, zur Erholung und zur Schulbildung gibt. Die Räume sollen den Bedürfnissen der Kinder entsprechend geplant und möbliert sein.

8.

Kinder haben das Recht auf Pflege durch Personal, das durch Ausbildung und Einfühlungsvermögen befähigt ist, auf die körperlichen, seelischen und entwicklungsbedingten Bedürfnisse der Kinder und ihrer Familien einzugehen.

9.

Kontinuität in der Pflege der Kinder soll durch ein möglichst kleines Team sichergestellt werden.

10.

Kinder müssen mit Takt und Verständnis behandelt und ihre Intimsphäre muss jederzeit respektiert werden.

Verabschiedet durch die 1. Europäische «Kind im Krankenhaus»-Konferenz, Leiden (NL), Mai 1988

Teilnehmende Länder:
Belgien, Bundesrepublik Deutschland, Dänemark, Grossbritannien, Finnland, Frankreich, Island, Italien, Niederlande, Norwegen, Schweden, Schweiz.

Ueberreicht durch: Schweizerischer Verein Kind und Krankenhaus, Geschäftsstelle, 3208 Gurbrü, Tel. 031/95 65 02

VEREIN KIND UND KRANKENHAUS

BÜCHERLISTE

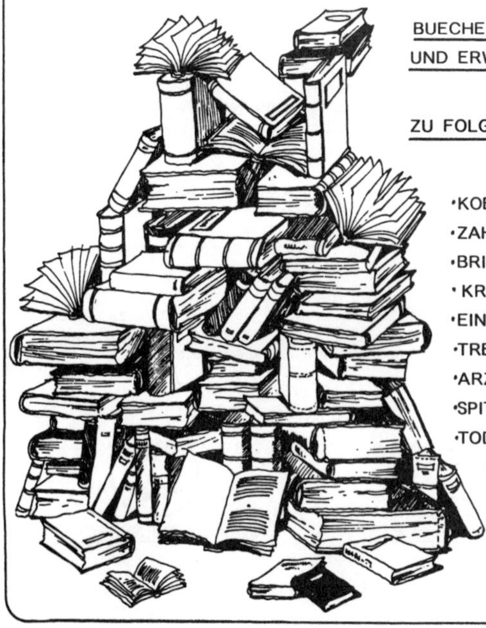

BUECHER FUER KINDER, JUGENDLICHE UND ERWACHSENE

ZU FOLGENDEN THEMEN:

- KOERPER
- ZAHNARZT
- BRILLE
- KRANK SEIN
- EINSCHLAFEN
- TRENNUNG / ANGST
- ARZT
- SPITAL
- TOD
- BESCHAEFTIGUNG KRANKER KINDER

EINIGE *TIPS* ZUM UMGANG MIT DIESER BUECHERLISTE

- Jedes Kind sollte möglichst früh die Gelegenheit haben, mindestens ein Buch über das Thema Spital zusammen mit einem vertrauten Erwachsenen anzuschauen und mit ihm darüber zu sprechen: Denn was man (wenigstens von Bildern her) kennt, ist halb so schlimm! - Das ist wichtig , weil zwei von drei Kindern, die im Spital liegen, notfallmässig eingeliefert worden sind. Noch besser ist es, die Geschichte (Geschichten) wieder und wieder zu erzählen und am allerbesten natürlich wirkliche Spitalbesuche und Gespräche darüber.

- Für das Thema Körper gilt dasselbe: Ein Kind, das seinen Körper kennt, kann auch besser verstehen, wenn er einmal nicht wunschgemäss "funktioniert" - und wird bei einer Behandlung / einem Spitalaufenthalt besser "mitarbeiten" und schneller wieder gesund werden.

- Besonders wichtig scheinen uns die Sach-Bilderbücher über Berufe, Kleider, das Leben in der Stadt etc, die einen oder mehrere Abschnitte über Kranke, Behinderte, Aerzte, Spitäler usw. enthalten. Sie integrieren das Thema in die Vielfalt des Lebens und geben so ein gutes Bild der Wirklichkeit oder zumindest ein Bild davon, wie es sein sollte.
  Kapitel "..unter anderm" auf den Seiten 20 / 21.

- Diese Liste zeigt eine Auswahl der besten Bücher zum jeweiligen Thema, die uns am geeignesten scheinen, um mit Kindern darüber zu sprechen. Das wirkliche Angebot, vor allem bei den Jugendbüchern, ist natürlich viel grösser.

- Da die Preise der Bücher Aenderungen unterworfen sein können, enthält die Liste nur eine Bemerkung zum Preis, wenn dieser speziell hoch oder besonders günstig ist. (Ein normales Bilder- oder Jugendbuch kostet zwischen Fr. 15.- und ca. Fr. 23.-, ein Taschenbuch zwischen Fr. 5.- und Fr. 10.-).

- Bücher mit diesem Signet (und nur diese!) können Sie bei unserer Geschäftsstelle: **Schweiz. Verein Kind und Krankenhaus, Geschäftsstelle, 3208 Gurbrü, Tel: 031 / 95 65 02** beziehen. Sie erhalten dort auch weitere Auskünfte über Bücher zu "unserem" Thema. Einen Bestellschein finden Sie hinten in dieser Liste.

- Falls ein angegebenes Buch einmal vergriffen oder Ihnen zum Kaufen zu teuer sein sollte, denken Sie an die zahlreichen Jugend-, Schul- und anderen Bibliotheken. (Fragen Sie dort überhaupt immer wieder nach Büchern aus dieser Liste!)

- Zeichenerklärung:

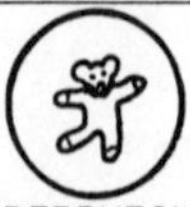

BILDERBUECHER

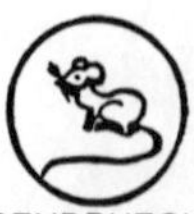

JUGENDBUECHER

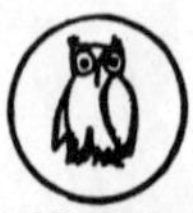

ERWACHSENENBUECHER

1 Jerisberghof, im Januar 1990 — Brigitte Kohli, Geschäftsführerin VKK

KÖRPER

DIE MEISTEN BUECHER DIESES KAPITELS ENTHALTEN VIEL TEXT UND KOENNEN DESHALB NUR VON GROESSEREN KINDERN ALLEIN VERSTANDEN WERDEN. TROTZDEM SIND SIE AUCH FUER KLEINERE KINDER SEHR WICHTIG, WERDEN DIESE DOCH FRAGEN STELLEN, WENN SIE ETWAS NICHT VERSTEHEN, UND DA BIETEN DIE BUECHER DEN ELTERN EINE GROSSE HILFE IM VERSTAENDLICH FORMULIEREN UND FOERDERN SO DAS NOETIGE GESPRAECH.

MEIN KOERPER

Erhard Dietl, Ute Andresen (Ravensburger), 1989

Anhand der Erlebnisse von Tine und Till, die in vielen detailreichen und informativen Bildern erzählt werden, kommen viele Körperfunktionen, die Sinne, aber auch Krankheit zur Sprache. Kleinere Kinder finden in dem kartonierten, deshalb auch für sie gut geeigneten Buch vielerlei Anregung. Für grössere Kinder sind vor allem auch die ausklappbaren Umschlagteile gedacht, auf denen grosse Bildertafeln der Körper-Aussen und -Innenansichten von Tine und Till ebenso zu finden sind wie zusätzliche Informationen über Dinge wie Atmung, Muskeln, Haut etc etc, immer verbunden mit Anregung zum Entdecken der beschriebenen Funktionen am eigenen Körper.

MEIN ERSTES BUCH VOM KOERPER

Joe Kaufmann, Ravensburger, 1975

Grossformatiges, etwas teureres Buch (ca. Fr. 25.-), das in einer Fülle von gut verständlichem Text und anschaulichen Bildern und Beispielen grundlegende Information über den Körper und seine Funktionen bietet. Es hilft Kindern, ihren Körper kennen und verstehen zu lernen.

ICH WACHSE JEDEN TAG EIN STUECK

Claire Rayner, Bertelsmann 1978

Gedacht für Vier- bis Siebenjährige, erzählt das Buch mit viel Text (für das genannte Alter zuviel) ohne Tabus und mit einfachen Zeichnungen alles über den Körper und seine Funktionen. Darüber hinaus erklärt es den natürlichen Kreislauf von Geburt, Heranwachsen, Erwachsensein, Zeugung, Alter und Tod (in dieser Reihenfolge!). Gute Grundlage für Gespräche zwischen Eltern und Kind.

WUNDERBARES ICH

Dr.Anne Townsend (Text) und Saroj Vaghela (Illustrationen). Francke 1984

Mit eher "technischen" Zeichnungen und vielen Fotos erklärt dieses Buch vor allem die Funktionen des Körpers. Darüber hinaus betont es eindrücklich, das jeder Mensch über seine Funktion hinaus einmalig und in seiner Einmaligkeit von Gott geschaffen ist.

MEIN KOERPERBUCH

Friederike Naroska, Herder 1988

Text, Zeichnungen und die Fotos dieses grossformatigen, klaren Buches stammen alle von der Autorin. Dadurch ist ein grafisch schönes und inhaltlich übersichtliches Werk entstanden, das gute Information bietet über Verständigung, Bewegung , Versorgung, Ernährung, Entwicklung und Gesundheit.

(2)

TASTEN
HOEREN
SEHEN
SCHMECKEN
RIECHEN

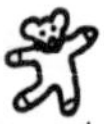

Maria Rius, J.M.Parramón, J.J.Puig. ars edition 1984

Diese fünf rundum wunderschönen, stimmigen und anregenden Büchlein haben nur einen Nachteil: Man möchte sie alle haben, und das ist teuer (fünfmal Fr. 15.-). Jeder Sinn ist mit 12 Bildern ohne viel Worte treffend dargestellt. Es folgt jeweils noch eine anatomische Tafel mit "technischen" Erklärungen und eine ergänzende Seite, welche darauf eingeht, wie es ist, ohne den entsprechenden Sinn zu leben. Neuerdings erheblich günstiger als "Multipack" im SILVA-Verlag erhältlich!

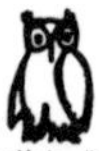

TASCHENLEXIKON GESUNDHEIT

Klaus Klein (Herausgeber), Thomas Joschkus, Gabriele Klein, Schwann 1980

Mit einem 'Gesundheits-ABC' über 290 Seiten, das Auskunft gibt über den Körper, seine "Mechanik", seine Funktionen, Krankheiten, aber auch über Abnormitäten, medizinische Ausdrücke etc. Anhang mit verschiedenen Tabellen, vielen nützlichen Adressen (in Deutschland) und Literaturangaben.

BRILLE

TINA BEKOMMT EINE BRILLE

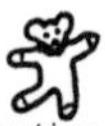

hamburger bildermacher, Hermann Schroedel Verlag 1977

Kleinformatiges, günstiges Büchlein, das auf lustige Weise davon erzählt, wie Tina, die Fussball-Torwartin, eine Brille erhält und sich sogar darüber freut, obschon sie gar keine wollte.

PELE SEIN BRUDER

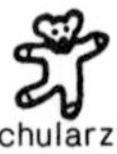

Jörg Steiner (Text) und Werner Maurer (Bilder), Middelhauve 1972

Er ist ein Träumer, sagen die Erwachsenen. Bis der Schularzt feststellt, was dem Jungen noch fehlt: eine Brille. Damit kann er sogar mit den grösseren Buben Fussball spielen, uns überhaupt sieht jetzt alles ganz anders aus!

PETAH EULENGESICHT

Sigrid Heuck, Bertelsmann 1977

Dieses Jugendbuch eignet sich sowohl für Kinder im ersten Lesealter als auch zum Vorlesen bzw Erzählen für jüngere Kinder. Mit indianischer Weisheit erkennt der Medizinmann der Elchfussindianer, dass er mit seinen Mitteln Petah, dem Jungen, der wie ein Maulwurf sieht, nicht helfen kann. Ein vorbeireisender Händler macht später mittels eines 'Drahtgestells mit Gläsern' aus den Maulwurfsaugen Adleraugen. Die spannende Geschichte zeigt die vielen Vorteile, die Petah und seinem ganzen Stamm nun aus seinem Brillentragen erwachsen und informiert nebenbei sachlich richtig über die Indianer und ihr Leben.

ALLES LIEBE, DEINE ANNA

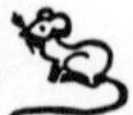

Jean Little, dtv junior 1982

Wunderschön und einfühlsam erzählt diese Taschenbuch aus der Reihe 'Lesen und Verstehen', wie für die Familie Solden aus Deutschland 1933 in Kanada ein neues Leben beginnt. Vor allem für Anna, die als tolpatschig, ungeschickt, ja dumm gilt, eröffnet sich ein neues, lebenswerteres Leben, als ein Arzt erkennt, dass sie "nur" sehr schlecht sieht....Ein Lieblingsbuch, das sehr viel Verständnis für "Aussenseiter" wecken kann!

(3)

ZAHNARZT

KOMM MIT ZUM ZAHNARZT
Hartmut Schmidt / Christine Merz, Herder 1988
Sehr gutes und informatives Fotobilderbuch über den Zahnarztbesuch. Alles wird genau erklärt und gezeigt, nichts wird beschönigt. Grosses Gewicht wird gelegt auf regelmässigen Zahnarztbesuch, Zahnhygiene und gute Vorbereitung der Kinder. So ist es auch eines der seltenen Bücher, die als Grund für den Zahnarztbesuch in der Geschichte eine simple Kontrolluntersuchung benützen und nicht akute Zahnschmerzen. Sehr empfehlenswert.

KARIN BEIM ZAHNARZT
Gunilla Wolde, Carlsen 1975 (PIXI-Büchlein)
Die realistische Beschreibung eines Zahnarztbesuches. Der Zahnarzt muss ein Loch in Karins Zähnen flicken. Das tut auch weh. Karin kriegt alles genau erklärt und will von nun an ihre Zähne regelmässig putzen.
Für ganz Kleine. Nur als PIXI-Büchlein erhältlich (ca. Fr.1.80)

BEIM ZAHNARZT
Eva Scherbarth, Ravensburger 1982
Stefan muss zur Kontrolle zum Zahnarzt und kriegt dort ein Loch geflickt. Hübsche, realistisch gemalte Bilder mit wenig Text auf starkem Karton. Zum Anschauen und Erzählen für die ganz Kleinen (Preis unter Fr. 10.-)

JOERG UND ANDREA BEIM ZAHNARZT
Wolfgang Niehoff / S.Tenberge, Patmos bei Schwann 1988
Jörg hat Zahnweh und geht zum Zahnarzt. Seine kleine Schwester Andrea begleitet ihn und darf alles anschauen. Kindgerechte, wirklichkeitsnahe Zeichnungen, wenig Text, auf starkem Karton, für Kleine. (Ca. Fr. 10.-)

STEFFI GEHT ZUM ZAHNARZT
Stefan Jaeger, Roswitha Haager, Michael Schulthes, Reich 1984
Mit grossen, informativen Fotos und knappem Text zeigt das Buch die wichtigsten Stationen eines Zahnarztbesuches. Gut sind die originalgrossen Fotos aller Zahnarztinstrumente. Sehr gut geeignet für die Vorbereitung auf den ersten Zahnarztbesuch.

DAS TUETENWUNDER UND ANDERE ZAHNGESCHICHTEN
Illustrationen: Alicia Sanchez, Beiträge von verschiedenen Autoren, Verlag Jungbrunnen 1983
Speziell für den Kindergarten, geeignet als Vorbereitung für den Besuch beim Zahnarzt. Informiert mit verschiedenen Beiträgen umfassend und von vielen Seiten über Zähne und Zahnarzt.

DIE ZAHNREISE
Eva Eriksson, Oetinger 1980
Kleinformatiges Büchlein für weniger als zehn Franken, das auf herrlich amüsante Weise die Erlebnisse von Bella erzählt, die ihren ersten Zahn verliert. Hat nichts mit dem Zahnarzt zu tun, hilft aber bei Gesprächen über den Zusammenhang 'Zähne verlieren - Gross werden'.

DAS LACH- UND ZAEHNEBUCH
Marc Winnicki / Anne Vidal / Hrsg: Catherine Dolto-Tolitch, vgs 1989
Für Familien und Kindergärten gleichermassen geeignetes Werk mit überraschend viel unterhaltsamer Information rund um den Mund: Spiele, Bräuche, Sprichwörter, Anregungen für ein vergnügtes Leben mit Biss. Gute Hilfe zur Vorbereitung auf den ersten Zahnarztbesuch.

4

KRANK SEIN

BRUMM IST KRANK

Gabrielle Vincent, Verlag Sauerländer 1988

Aus der wunderhübschen 'Mimi und Brumm'-Reihe. In vielen zarten Bildern und mit wenig Text kommt vieles zur Sprache: Aus dem gewohnten Alltag fallen, Diät halten, matt sein, Langeweile, Besserung, auch der Stress der Pflege und natürlich die Freude an der Genesung.

DANIEL IST KRANK

Reihe 'Jan und Daniel'; Matthew Price (Text) / Erhard Dietl (Bilder), Thienemann 1989

Daniel ist eifersüchtig auf seine Schwester, die im Krankenhaus war und von allen verwöhnt wurde. Jetzt wird auch er krank und lässt sich rundum besuchen und beschenken, bis es seinem zuerst noch besorgten Freund Jan zu bunt wird. Er wendet sich von Daniel ab und anderen zu. Langsam findet es nun auch Daniel wieder schöner, ganz gewöhnlich gesund zu sein.
Zeigt gut die zwiespältigen Gefühle, die gern bei Geschwistern von kranken Kindern auftauchen können: Ist es nun schöner, krank zu sein und verwöhnt zu werden oder ist es schöner, einfach "nur" gesund und munter zu sein?

KLEINER KRANKER BALTHASAR

Susie Jenkin-Pearce, Carlsen Verlag 1988, Fr. 5.80

Hübsches Kartonheftchen aus der Reihe 'Lesemaus-Bücher'. Amüsant ist die Geschichte des kleinen Elefanten, der sich krank fühlt und nicht weiss, wieso. Der Leser/die Leserin glaubt es besser zu wissen. Doppelt überraschend dann die Lösung, die hier nicht verraten sei.

ICH BIN KRANK

Marie Tenaille / Elizabeth Parmentelot, Herder 1983

Günstiges, kleines, auf starken Karton gedrucktes Büchlein für die Kleinen. Zeigt in schönen Bildern den Verlauf einer Krankheit mit Angenehmem und Unangenehmem bis zum wieder Gesundsein.

JAN UND JULIA SIND KRANK

Margret Rettich, Oetinger 1978

Wirklichkeitsnahe Geschichte. Detailreiche Bilder zeigen auch kleineren Kindern Begriffe wie Kranksein, Hausbesuch durch den Arzt, Apotheke, Pflege, Arztbesuch in der Praxis und endlich die Freude am wieder Gesundsein.

ICH MACH DICH GESUND, SAGTE DER BAER

Janosch, Diogenes Kinderbuch 1985

Mit lustigen Bildern und viel Text erzählt Janosch von der Krankheit des kleinen Tigers. Ganz genau ist beschrieben, wie sich ein krankes (Tiger-)Kind verhält, was ihm guttut - aber auch, was in einem Spital passiert. Herrlich zum Erzählen und Vorlesen für Kleinere, ebensogut zum Selberlesen für Grössere.

MOMOKO IST KRANK

Christine Brückner (Text) / Chihiro Iwasaki (Bilder), Peters 1979

Die zarten, zauberhaften Bilder der Japanerin Chihiro Iwasaki zeigen die Gefühlswelt und die Träume eines kleinen Mädchens, das einer Krankheit wegen ein paar Tage das Bett hüten muss.

CHRISTIAN

Elisabeth Reuter, Ellermann 1989

Sehr fein, sehr realistisch gezeichnetes Bilderbuch über einen 5-7jährigen, leukämiekranken Buben. Alles Unangenehme und Traurige - Haarverlust, Schmerzen z.B.bei Lumbalpunktionen, Medikamenten-Ueberdruss, aber auch "dumme" Reaktionen anderer Kinder, Verlassenheitsgefühl der Schwester, Wut bei Rückfällen sowie der

(5)

Tod einer Freundin, die ebenfalls Leukämie hatte - wird ausgesprochen. So besteht die Möglichkeit, über alles zu diskutieren. Christian und seine Familie finden dadurch Wege, um mit diesen Dingen fertigzuwerden und mit Hoffnung in die Zukunft zu schauen. Das Buch eignet sich nicht nur dazu, kranken Kindern zu helfen, sondern auch, um bei gesunden Kindern Verständnis zu wecken für kranke Kinder und ihre Familien.

JAEGER IN DER NACHT
Monica Hughes, Benzinger 1984
Der 17jährige Mike ist allein auf einem Jagdausflug in Kanada, um sich einen lange gehegten Traum zu erfüllen und selber einen Hirsch zu erlegen. Dabei erinnert er sich immer wieder an seine jetzt zwei-jährige Krankengeschichte: er hat Leukämie. Der anspruchsvolle Jugendroman schildert Mikes Einsamkeit auf der Jagd und in der Krankheit, seinen Kampf gegen das Dunkel der Verzweiflung, seine Sehnsucht nach dem Leben.

KREBS-KINDER-TAGEBUCH (WAGNIS EINER HOFFNUNG)
Elisabeth Ludwig Klein, Radius 1980
Mit der Diagnose "Krebs" bricht die heile Welt der Familie der Verfasserin dieses Tagebuchs zusammen. Gleichzeitig beginnt eine Zeit der Krankheit, der Hoffnung, der Anteilnahme, Hilfe von Bekannten und Verwandten, Nachbarn, Aerzten, Krankenschwestern. Nach fünf Jahren ist die Krankheit des Töchterchens überwunden und die Familie hat andere Wertmasstäbe gewonnen: Sie hat gelernt, mit Krankheit und Tod zu leben, gute Tage zu schätzen und an schlechten die Hoffnung nicht aufzugeben. Ein Buch, das Eltern in ähnlichen Situationen einen gangbaren Weg zeigen kann.

UNSEREN KINDER HELFEN
WAS TUN, WENN KINDER KRANK WERDEN?
Vera Herbst, Kiepenheuer & Witsch 1988
Sehr gut brauchbares Nachschlagewerk für Eltern, mit folgenden Kapiteln: Kind und Arzt, ...und gab ihm bittre Arzeney, auch Kinder haben eine Psyche, Vorbeugen ist besser, das erste Jahr, Krankheitszeichen und Krankheiten, Operationen - das Kind im Krankenhaus.

UNSER KRANKES KIND
BESSER VERSTEHEN - EINFUEHLSAMER HELFEN
Hans H.Hopf, Sachbuch Reihe "rororo Elternrat" Nr 7649, 1984
Mit leicht verständlichem Text und vielen Beispielen regt dieses Taschenbuch dazu an, sich aufs kranke Kind einzulassen, Fehler wenn nicht zu vermeiden, so doch gelassener mit ihnen umzugehen - sich einzufühlen in die Schwierigkeiten des kranken Kindes und die eigenen Empfindungen dazu.

KRANKE KINDER BEGLEITEN
Ursula Maymann / Ralf Zerfass, Herder 1982
Gut lesbarer Ratgeber für jedefrau/jedermann, die/der beruflich irgendwie mit kranken Kinder zu tun hat: Schwestern, Pfleger, Aerztinnen, Aerzte, aber auch freiwillige Helferinnen und Helfer wie z.B. Mitglieder des Vereins Kind und Krankenhaus!

WAS KRANKE KINDER SAGEN WOLLEN
Kaspar Kiepenheuer, Kreuz Verlag (Reihe Psyche und Soma) 1989
Kinder können viele Dinge, die sie beschäftigen, bedrücken, nicht in Worte fassen. Eher drücken sie sich mit Hilfe ihres Körpers aus. Selten jedoch wird diese "Sprache" von den Erwachsenen verstanden. Kaspar Kiepenheuer, der Zürcher Kinderarzt und Kinderpsychiater, zeigt anhand der Geschichten von 13 Kindern oder Jugendlichen, die er behandelt hat, den Ablauf solcher Mechanismen und den Verlauf des Zurückfindens zur Gesundheit = Einheit von Körper und Seele. Das Buch kann u.U. Eltern helfen, eine bisher nicht beachtete Sprache ihrer Kinder zu verstehen.

⑥

WENN KINDER KRANK SIND

TIPS UND RATSCHLAEGE VOM KINDERARZT

Dr.med. Heinrich Lang, Orell Füssli 1989

In 8 Kapiteln wie z.B: 'Symptome', 'Kinderkrankheiten', 'Unfälle und erste Hilfe' sind von "Afterjucken" bis "Zeckenbiss" zu vielen möglichen Situationen oder Problemen Ratschläge und Tips zu finden. Ein grosses Fragezeichen wäre zu setzen hinter den unter dem Stichwort "AIDS" gegebenen Ratschlag, dass HIV-positive Kinder nicht in einen normalen Kindergarten, sondern in ein Heim gehören!

EINSCHLAFEN

WEIL KRANKE KINDER MEIST IM BETT LIEGEN UND AUCH WEIL SIE DESWEGEN OEFTER ALS SONST NACHTS NICHT SCHLAFEN KOENNEN, FOLGEN HIER EIN PAAR "EINSCHLAF-BUECHER".

ALEXANDER UND DER DRACHE

Helen Craig / Katharine Holabird, Boje 1989

Dieses "Buch für Kinder, die nachts nicht gern im Dunkeln schlafen" erzählt die Geschichte des kleinen Alexander, der sich so vor den Schatten in seinem Zimmer fürchtet. Als er sich entschliesst, den Schatten-Drachen zu verjagen, kommt alles anders...

SCHATTEN

John Canty, Verlag St.Gabriel 1987

Ein "Mut-mach-Buch" über Benjamin und darüber, wie er mit den Ungeheuern in seinem nächtlichen Zimmer fertig wird.

DER TRAUMBAUM

Winfried Wolf / Manfred Schlüter, Nord-Süd 1987

Michael träumt alle Zauberer, Hexen und Gespenster, die ihn im Bett erschrecken wollen, einfach weg: auf eine Insel mitten im Meer, wohin sie fortan auf ewig verbannt sind.

DAS TRAUMZIMMER

Katrin Linley, Sellier 1984

Fröhliche, farbige Bilder regen dazu an, in allem Möglichem noch mehr zu entdecken und in der Phantasie riesige und unterhaltsame Reisen zu machen.

SCHLAF GUT, TRAEUM SCHOEN

Edith Schindler, Ravensburger 1982

Ein Kind liegt im Bett und will einschlafen. Es ist allein zuhause, und plötzlich verändert sich die vertraute Wohnung, wird bedrohlich. Das Kind macht sich selber Mut und wird dann auch mit seinen Aengsten fertig. Wenig Text und einfache, grossflächige Bilder.

DAS SCHLAF- UND TRAUMBUCH

Jeannette Bouton / Catherine Dolto-Tolitch / Hrsg: Catherine Dolto-Tolitch, vgs 1989

Eine beinahe unerschöpfliche Fundgrube für vergnügliche und vielseitige Information zum Themenkreis Schlafen - Nacht - Träumen - Müdigkeit etc etc. Geeignet für Familie und Kindergarten. Enthält einen Schlafpass zum Kennenlernen der eigenen Schlafgewohnheiten und zum Mitnehmen beim Auswärts-Uebernachten.

(7)

TRENNUNG/ ANGST

DAS TUCH VON MAMA

Gabriele Lorenzer, Ravensburger 1983

Stellt auf sechs Doppelseiten auf dickem Karton mit unerhört stimmungsvollen Aufnahmen ein kindliches Drama ohne Worte dar: Trennung von der Mutter, Trauer, Sehnsucht - und Wiederkehr. Das Kind erhält Trost durch ein Tuch, das ihm die Mutter zurücklässt, ein Gedanke, der z.B. bei einem Spitalaufenthalt von Mutter oder Kind bewusst aufgegriffen werden kann.

DER MAGISCHE SCHAL

J.Mylo / M.J.Sacré, bohem press 1987

Maya hat Angst - vor allem und jedem. Zum Geburtstag kriegt sie einen Schal, der dies ändert. In ihm fühlt sie sich sicher, sie fasst Vertrauen, unternimmt mehr und mehr, bis sie so sicher wird, dass sie den Schal nicht mehr braucht. Gute Anregung für Eltern ängstlicher Kinder oder für einen bevorstehenden Spitalaufenthalt.

HINTER DEM HUEGEL

Shigeko Yano, deutscher Text von Ursula Wölfel, Patmos 1985

Mit ganz zarten, andeutungshaften Bildern und einfachem Text wird Kindern eindrücklich gezeigt, dass Dinge und Menschen, die man (im Moment) nicht sehen kann, trotzdem da sind. Das Buch kann helfen, Vertrauen zu fördern, letztlich auch in Gott.

WENN ES DUNKEL WIRD

Louis Baum (Text) / Susan Varley (Bilder), Annette Betz Verlag 1985

Ein kleines Mädchen liegt im Bett und malt sich aus, wo seine Mutter, die noch einkaufen gegangen ist, jetzt ist und was sie gerade sieht. Es weiss auch, dass sie wiederkommt und trotzdem kann es nicht im Bett bleiben und geht ihr Schritt um Schritt entgegen - bis vor die Haustüre. Die feinen Bilder zeigen immer Mutter und Kind auf den einander gegenüberliegenden Seiten. Wunderbar geeignet, um z.B. vor einem Spitalaufenthalt mit einem kleineren Kind zu besprechen, dass seine Mutter auch "da" ist, wenn sie gerade nicht anwesend ist.

MUTTER - KIND - BINDUNG
UEBER DIE FOLGEN EINER FRUEHEN TRENNUNG

Marshall.H.Klaus / John H.Kennell, Kösel 1983

Die Autoren sind Professoren für Kinderheilkunde in Amerika und beschreiben aus ihren jahrelangen Erfahrungen mit Eltern von frühgeborenen, kranken und sterbenden Säuglingen, wie Klinikpersonal mit diesen umgehen kann/könnte und welche Auswirkungen diese frühe Trennung oder sogar der Tod des Kindes auf die Eltern haben kann. Vor allem für Aerzte, Aerztinnen und Schwestern gedacht, leider ziemlich teuer (über Fr. 40.-).

WARUM HABEN KINDER ANGST?

Michel Zlotowicz, Klett Cotta 1983

In fünf Kapiteln geht der Autor ausführlich auf die verschiedenen Kinderängste, ihre Ursprünge, Entwicklung und Auflösung ein. In einem Anhang wird speziell auf die Trennung als Angstauslöser eingegangen sowie ein Ueberblick über die Arbeit von John Bowlby gegeben, die sich vor allem um die Mutter-Kind-Bindung bzw um deren Störung und die daraus entstehenden Folgen drehte. Anspruchsvoll zu lesen, ziemlich teuer (über Fr. 30.-).

8

ARZT

TOTTE GEHT ZUM ARZT
Gunilla Wolde, PIXI-Buch bei Carlsen 1979
Totte muss gegen Masern geimpft werden. Die Aerztin untersucht ihn und gibt ihm dann eine Spritze, die Totte weh tut. Nachdem er von der Aerztin gelobt worden ist und ein Pflaster erhalten hat, geht er getröstet nach Hause und "impft" dort seinen Bären. Nur als PIXI-Büchlein erhältlich (ca. Fr. 1.80).

BEIM ARZT
Eva Scherbarth, Ravensburger 1978
Ein kleines Mädchen hat sich beim Spielen verletzt und kommt in eine grosse Arztpraxis, wo sein Arm geröntgt und anschliessend eingegipst wird. Hübsche, realistisch gemalte Bilder mit sehr vielen Details ohne Text, auf starkem Karton. Zum Erzählen und Anschauen für die ganz Kleinen. Unter Fr. 10.-

BEIM DOKTOR
Helen Oxenbury, Sauerländer 1984
Ganz lapidar erzählt ein kleiner Bub, wie er einen Arztbesuch erlebt. Sehr wenig Text und ganz fein beobachtete, humoristisch gemalte Bilder. Herrlich unterhaltend, nicht unbedingt als Vorbereitung auf einen Arztbesuch anzuschauen! Kleinformat, unter Fr. 10.-

MIT POLLI, PIT UND PUMMEL ZUM ARZT
Mario Covi (Text) und Hildrun Covi (Bilder), Favorit 1985
Fröhliche, eher etwas "kitschige" Bilder und ziemlich viel guter, grossgedruckter Text. Realistische Beschreibung von drei Arztbesuchen (Kinderarzt, Zahnarzt, Tierarzt). Für Leseanfänger oder zum Vorlesen für Jüngere. Unter Fr. 10.-
Auch als "Winzig-Ausgabe" erhältlich.

ICH BIN BEIM ARZT
Antoinette Becker / Elisabeth Niggemeyer, Ravensburger 1983
Fotobilderbuch, das mit einer Fülle von Information (144 Fotos und guter Text auf 58 Seiten!) verschiedene Aerzte und Untersuchungen vorstellt. Die meisten üblichen Untersuchungen sind da zu finden. Im Anhang werden alle nicht gängigen Wörter, die im Buch vorkommen, erklärt. Ein "Nachschlagewerk" für Eltern und Kinder.

ARMER JONAS
Alma Marshak Whitney (Text) und Lillian Hoban (Bilder), Carlsen 1977
Jonas verletzt sich in der Schule am Finger und muss zu seinem grossen Unbehagen - zwar nicht zum Arzt, aber zur Krankenschwester. Seine Angst, die Untersuchung und die Behandlung mit dem überraschenden Höhepunkt sind sehr ausdrucksstark beschrieben und gezeichnet.

ARZT - KIND - ELTERN
Ginette Raimbault, Suhrkamp 1977
Dieses etwas teure Buch (über Fr. 30.-) ist das Ergebnis einer fünfjährigen Gruppenarbeit von elf Kinderärztinnen und Kinderärzten mit ihrer Analytikerin. Es zeigt Probleme auf, die typischerweise in den Beziehungen zwischen Arzt, Kind und Eltern entstehen können, ohne jedoch Lösungen zu unterbreiten. Kann Eltern helfen, zum Beispiel hinter einem arroganten Arzt einen unsicheren Menschen zu sehen und durch bewussteres Verhalten diesen zu erreichen.

(9)

SPITAL

KINDERSPITAL - KINDERKLINIK

Brigitte Hintermeister (Text) und Ursula Zimmermann (Bilder), Pro Juventute Verlag 1987

Das Kinderspital zum Hineingehen, Schauen und Fragen für jedes Alter. Was bei dem zweigeteilten Buch von aussen als Alt- und Neubau zu unterscheiden ist, zeigt beim ersten Aufklappen jeweils entsprechende Aufgänge - Treppen im Altbau, Lifte im Neubau. Beim weiteren Aufklappen und Umblättern sind in beiden Teilen je acht doppelseitige Einblicke in das vielfältige und manchmal auch verwirrende Leben im Kinderspital möglich. Viele lustige Details entzücken auch die kleinsten Kinder, die bewusste Vielfalt (es kann praktisch jede mögliche Krankheit, Behinderung, Behandlung, Situation ge- oder erfunden werden), liefert aber auch grösseren Kindern viele Informationen. Die Kleineren, die sich mehr für Bauklötze, Spiele, bekannte Situationen interessieren, bekommen viele Informationen über das Unterbewusstsein "geliefert": Viele Betten, Kleidung der Schwestern, Apparaturen, Einrichtungen, die sich von denen zu Hause unterscheiden etc. Das Buch kommt ohne Text in den Bildern aus. Ganz innen finden sich noch zwei Bildtafeln mit spitalspezifischen Berufen bzw Gegenständen. Jedem Buch ist ausserdem eine Broschüre beigelegt, die einerseits Eltern helfen will, auftauchende Fragen ihrer Kinder zu beantworten, andrerseits für grössere Kinder eine erklärende Ergänzung zum Buch darstellt.

Ein Buch, das anregt: zum Geschichten erfinden, zum Fragen, zum Schauen, zum Spielen. Einziger Nachteil: zu dünne Papierqualität, daher bei kleineren Kindern gefährdet.

GUTE BESSERUNG

Marlis Scharff-Kniemeyer, Ravensburger 1989

Grossformatiges Kartonbilderbuch mit sechs aufgeklappt ca. 50 x 30 cm grossen Bildseiten. Dreimal wird die Fläche für ein einziges Bild (Arztpraxis, Spital, Strassenszene) genutzt, die anderen dreimal wird sie in kleinere Bilder/Bildfolgen aufgeteilt. Das Ganze erzählt ohne Worte (!) eine wunderbar konzipierte Geschichte, in der sehr viel über eine Arztpraxis, ein Spital, verschiedene Untersuchungen und das Leben im Spitalzimmer erfahren werden kann. Ergänzt wird alles durch eine Bilderfolge mit Abbildungen mit "arzt- und spitaltypischen" Gegenständen auf dem Einband, welche auch noch zu Fragen und Erklärungen anregen können. Ein Buch zum immer wieder anschauen, dank des starken Kartons auch für Kleinere.

PETER IM KINDERSPITAL

Maja Nef (Text) und Ursula Walter (Zeichnungen), ostschweizerisches Kinderspital St.Gallen 1975

Einfaches Malbüchlein, schon für kleine Kinder, erklärt alle Spitalsituationen bis hin zur Heimkehr. Erhältlich auf deutsch, französisch, türkisch, jugoslawisch, spanisch, Fr. 4.-. Bestellschein hinten in dieser Liste.

PETER KOMMT INS KRANKENHAUS

Waltraud Schmidt (Bilder) / Richard Meier (Entwurf), Schwann 1981

Für die Kleinsten. Auf starkem Karton, enthält wenig Text. Die exakt gezeichneten Bilder zeigen den Unfall des kleinen Peter, das Röntgen und Gipsen, das Spitalzimmer, Besuch der Eltern, Physiotherapie und die Heimkehr.

ELISABETH WIRD GESUND

Dr.Alfons Weber (Text) / Jacqueline Blass (Bilder), Ex Libris 1969

Ein Arzt des Zürcher Kinderspitals schrieb diese Geschichte vor über 20 Jahren. Elisabeth hat eine akute Blinddarmentzündung und muss ins Spital, um sich operieren zu lassen. Einfacher Text, etwas verharmlosend und heute überholt (Besuchszeiten etc!) dafür ansprechende Bilder, die sich auf manch älteres Kinderspital übertragen lassen. Hat heute mehr nostalgischen Wert (so war's einmal), nicht zur Vorbereitung auf einen Spitalaufenthalt geeignet.

KOMM MIT MIR INS KRANKENHAUS

Hartmut Schmidt / Christine Merz, Herder 1989

Fotobilderbuch mit guten und realistischen Aufnahmen von allen wichtigen Untersuchungen und Situationen. Es will erklärtermassen Vorurteile abbauen gegen die "kühle, (10) sachliche und sterile Atmosphäre" in Kinderkliniken, zeigt aber in den Bildern genau diese. Trotzdem (oder deswegen?) gute Vorbereitungshilfe für grössere Kinder, denen einerseits der Text wichtiger ist und die andrerseits mehr auf Fotos ansprechen.

DAVID UND DAS KRANKENHAUS

Katrin Arnold (Text) und Friedrich Kohlsaat (Bilder), Ellermann 1981

Sehr informatives Buch mit vielen exakt gezeichneten, inhaltsreichen Bildern. Erklärt anhand von David, der einen Verkehrsunfall hatte, alles Wissenswerte über den Spitalbetrieb (Ambulanz, Operation, Tagesablauf, Küche, Wäscherei, Verwaltung etc.) Erwachsene stören sich meistens an den eher hässlich gezeichneten Gesichtern. Kinder jeden Alters finden das Buch meist interessant. Auch als Taschenbuch erhältlich (dtv junior, Fr. 8.80).

WAS MACHT DIE MAUS IM KRANKENHAUS

Bernard Stone (Text) und Ralph Steadman (Bilder), Hoch 1979

Philipp kann in seinem Spitalbett nicht einschlafen und denkt an Zuhause und an seine zahme weisse Maus. - Da entdeckt er plötzlich unter den Spitalbetten ein ganzes Mäusespital. Bis er am Morgen geweckt wird, unterhält er sich köstlich mit den Abenteuern der Maus Hackezahn, der Dicksackmaus, der Humpelmaus und von Champion, dem tollkühnen Käsedieb. Weniger als Spitalvorbereitung als zur Unterhaltung eines Spitalpatienten gedacht.

MADELINE

Ludwig Bemelmans, Diogenes Kindertaschenbuch 1980; Erstausgabe 1939

Neudruck im Taschenbuchformat des Kinderbuchklassikers von 1939. Madeline, die Pariser Internatsschülerin, kommt wegen Blinddarmentzündung ins Spital. Lustige, skizzenartige Bilder und lustiger, gereimter Text. Köstliche Unterhaltung für Kinder, im Spital oder nicht; nicht geeignet als Spitalvorbereitung.

OLIVER HAT EINE SPITZE NASE

Marieluise Bernhard-von Luttitz, Diesterweg/Sauerländer 1984

Kleinformatiges Büchlein für weniger als Fr. 10.- aus der Reihe 'Texte für das Erstlesealter'. Es geht um die Blinddarmoperation von Oliver, die Geschichte ist vollständig und gut verständlich erzählt. Kleine Zeichnungen zum Ausmalen.

GUTE BESSERUNG, PIA

Renate Axt, Illustrationen von Ulrike Heyne, Schneider Grossdruck-Buch 1983

Für jüngste Leser/innen wird erzählt, wie Pia ins Spital muss, um sich die Mandeln schneiden zu lassen. Ihre anfängliche Angst ist ebenso gut dargestellt wie ihre Erlebnisse, durch die sie Vertrauen gewinnt und am Schluss sogar eine Freundin!
Unter Fr. 10.-

FUENF TAGE BIS ZUM WOCHENENDE

Solfried Rück, Georg Bitter Verlag 1983

Was geschieht, wenn eine Elfjährige Leukämie bekommt und die Familie um ihr Leben bangen muss? Die sechzehnjährige Schwester erzählt diese Geschichte aus ihrer Sicht. Sehr realistisch und eindrücklich geschrieben.

KIND, KRANKHEIT UND KRANKENHAUS IM KINDER- UND JUGENDBUCH SEIT 1800

Prof. A.H.Murken (Herausgeber), Selbstverlag 1983, Fr. 5.-

Fünf Aufsätze zum Thema, Gesamtkatalog Stand 1983. Gibt einen guten Einblick für alle an Kindern und Büchern interessierten Kindergärtnerinnen, Lehrer/Lehrerinnen, Schwestern, Pfleger, Aerzte/Aerztinnen, Eltern.

KINDER IM KRANKENHAUS

James Robertson, E.Reinhard-Verlag 1974

Robertson, der bekannte Kinderpsychologe, hat die von bedeutenden Kinderpsychiatern wie René Spitz und John Bowlby gewonnenen Erfahrungen über das Trennungstrauma des hospitalisierten Kindes als Grundlage fortschrittlicher psychohygienischer Betreuung des Kindes genommen. Insbesondere setzt er sich ein für die Aufrechterhaltung der engen Beziehung zwischen Mutter und Kind im Spital. Das Buch enthält neben

11

Robertsons Theorie und seinen Folgerungen eine Dokumentation von 50 Elternbriefen sowie ein Kapitel über den Platt-Report (einzeln als Broschüre des Vereins Kind und Krankenhaus erhältlich). DAS Standartwerk über Kinder im Krankenhaus.

DAS KRANKE KIND UND SEINE UMWELT

Gerd und Renate Biermann, UTB Reinhard 1982

Für ein Taschenbuch aussergewöhnlich umfangreicher Inhalt: Von der Entwicklungspsychologie des Kindes über die Geschichte der Kinderkrankenhäuser bis zu den verschiedensten Aspekten der physischen und psychischen Erkrankung von Kindern und deren Behandlung gibt es einen ausführlichen Ueberblick. Vor allem für beruflich Interessierte.

MUTTER UND KIND IM KRANKENHAUS
(EIN SITUATIONSBERICHT AUS DER BRD)

Gerd Biermann (Herausgeber), E.Reinhard Verlag 1978

Professor Biermann gibt einen Rückblick über die Reformbestrebungen in Kinderspitälern. Anschliessend berichten 15 Autoren bzw Autorinnen über diverse Studien, Untersuchungen, Reformprojekte im Interesse hospitalisierter Kinder (u.a. Irm Folkers, damals Präsidentin des deutschen Aktionskomitees Kind im Krankenhaus).

DAS KIND ALS PATIENT IM KRANKENHAUS

Jürgen von Troschke, E.Reinhard Verlag 1974

Dieses Buch, das recht anspruchsvoll zu lesen ist, gibt eine Auswertung der Literatur zum psychischen Hospitalismus. Dementsprechend enthält es viele Tabellen und Listen, aber auch Argumente und Informationen. Gut und brauchbar ist eine Auflistung der Einwände gegen die Existenz des psychischen Hospitalismus überhaupt und gegen die Anwesenheit der Eltern bei ihren kranken Kindern. Gut fundiert und sachlich werden die Einwände widerlegt.

BROSCHUEREN DES VEREINS KIND UND KRANKENHAUS

Preis pro Stück Fr. 2.50, Bestellschein hinten in dieser Liste

PLATT-REPORT

1958 entstandener Bericht einer Kommission unter der Leitung von Sir Harry Platt (daher der Name), die im Auftrag der englischen Regierung die Situation der hospitalisierten Kinder untersuchte. Die Empfehlungen dieses Reports lösten damals die ganze **"Kind und Krankenhaus"**- Bewegung in Europa aus. Immer noch gültige Grundlage für Arbeiten über das Thema.

BESTANDESAUFNAHME

Auswertung eines Fragebogens zur Situation des hospitalisierten Kindes in der Schweiz (1980).

KIND UND KRANKENHAUS AUS DER SICHT DES SPITALARZTES

Gedanken von Dr.H.G.Kundert, Leiter der kinderchirurgischen Abteilung des Stadtspitals Triemli, Zürich. Gute Grundlage für Diskussionen.

DIE SPEZIELLE SITUATION BEHINDERTER KINDER IM SPITAL

Berichte einer Mutter, einer Spitallehrerin und von zwei Kinderkrankenschwestern.

ES KOENNTE SEIN,DASS AUCH IHR KIND EINMAL UNERWARTET INS SPITAL MUSS...

Ratgeber für Eltern mit Hinweisen auf sinnvolles Verhalten vor, während und nach einem Spitalaufenthalt. Enthält Einlageblatt mit Informationen über den Verein Kind und Krankenhaus. Faltblatt, Stück Fr. -.20; 10 St. Fr. 1.80 etc.

WIE ICH INS SPITAL KAM. 4 A4-Seiten im Comics-Stil zum Ausmalen für Kinder im Kindergarten und Erst-Lesealter. Malblatt, Stück Fr. -.20; 10 St. Fr. 1.80 etc.

12

SPIELSACHEN FÜR DIE SPITALVORBEREITUNG

PUZZLE "IM SPITAL"

Hergestellt von "Ravensburger" für den Schweiz.Verein Kind und Krankenhaus. Fr. 9.80

Einfaches Legespiel in der Art der Didacta-Puzzles auf dickem Karton. In einer Spitalszene von Ursula Zimmermann (Illustratorin "Kinder-Spital") können verschiedene Personen und Gegenstände ausgewechselt werden. Gut geeignet als Spitalvorbereitung für kleinere Kinder: Es können damit einerseits "spielend" Geschichten erzählt werden, andrerseits kann das Kind selber damit spielen und die Geschichten weiterspinnen bzw. später Erlebtes verarbeiten.

TONBANDKASSETTE "D'SCHWOESCHTER FEE WACHET I DER NACHT"

Ruth Güdel-Tschannen, Verlag Pro Juventute 1989, Fr. 14.-

Die Berner Puppenspielerin Ruth Güdel hat sich vom Bilderbuch "Kinder-Spital" anregen lassen und zu einzelnen Bildern daraus Geschichten erfunden. Als roter Faden agiert Schwester Felicitas, die im Buch als strickende Nachtschwester zu finden ist. Sie hört (fast) alles, was im nächtlichen Spital passiert, und da passiert sehr viel: Ruth Güdel versteht es, einen grossen Bogen zu schlagen von der Realität (strickende Schwester) über die Phantasie (Tiere im Spital, der grobe, polternde Bluemechöli", sprechende Spielzeuge, tanzende Rollstühle) zu den Träumen bis zur Sterbeszene und wieder zurück ins Reale, zum Morgen im Spital, dem Heimkehren eines gesunden Kindes in seine gewohnte Umgebung - mit "Schoggiturte" zur Begrüssung. "Ganz nebenbei" lernen die kleinen und grossen Kinder, an die sich die Kassette richtet, viele spitalspezifische Wörter kennen, die vergnüglich verdreht werden und schön falsch, immer aber auch noch richtig ausgesprochen werden. Gerade das Spielen mit sonst ungewohnten Wörtern kann den Kindern diese auf spielerische Art näherbringen. Der simulierende, tolpatschige "Bluemechöli" kann mit seinen Grobheiten für ängstliche Kinder befreiend wirken. Allzuleicht ist in seiner "Sucht" nach Krankheit bzw Behandlung die Sehnsucht nach Anerkennung, Liebgehabt-Werden zu spüren, die Kinder lieben ihn jedenfalls spontan.
Auf andere Art befreiend auch die schöne, behutsame und tröstliche Szene, in der ein Kind stirbt. Ruth Güdel hat Worte gefunden, die helfen, trösten können und löst die entstandene Spannung in der nächsten Szene auch meisterlich wieder auf mit der Rückkehr des gesunden Kindes in die ganz gewöhnliche, alltägliche Welt. - Alles in allem eine tolle Sache für Kinder und Erwachsene, noch schöner zusammen mit dem Buch, in dem (ausser dem Bluemechöli) alle beschriebenen Szenen gefunden werden können und wo man mit Phantasieren gleich weiterfahren kann.

ARZTKOFFER FISHER PRICE

Vereinfachte, aber gut erkennbare, bunte Instrumente mit beweglichen und veränderbaren Teilen. Das Stethoskop funktioniert wirklich! Hat nicht zuletzt der hohen Stabilität wegen einen hohen Spielwert. Verkaufspreis sehr unterschiedlich (bis zu Fr. 65.- im Handel) - unbeschränkte Garantie auf allen Teilen. Unser Preis: Fr. 49.-

13

STERBEN / TOD

DER BAUM, DER NICHT STERBEN WOLLTE

Gunilla Lindgren / Lars Jacobson / Militta Wellner, Carlsen 1985

Wunderschönes Fotobilderbuch. Die Rahmenhandlung bilden Sterben, Tod und Beerdigung der Grossmutter der Grossfamilie auf einem afrikanischen Bauernhof. Darin eingebettet sind zwei symbolreiche Geschichten über die Akazie, die nicht sterben wollte und über die Engstirnigkeit gewisser Termiten, die den Themenkreis 'Vergänglichkeit - Ewigkeit und Einzelwesen - Universum' wunderbar darstellen. Das ganze Buch ist eine reiche Quelle von Information und Diskussionsstoffen für die Auseinandersetzung mit dem Thema Tod/Leben wie von Trost für den Fall, dass eine nahestehende Person stirbt und die Erfahrung "Tod" verarbeitet werden muss.

PELE UND DAS NEUE LEBEN

Regine Schindler (Text) und Hilde Heyduck-Huth (Bilder), Verlag Ernst Kaufmann 1981

Pele erlebt den Tod seines Freundes Toma wie vielleicht viele Kinder den Tod erleben: Er bleibt zunächst allein in seiner Ratlosigkeit, seinen Fragen, ist unglücklich. Dann aber findet er in gemeinsamer Trauer mit Tomas Eltern Begleitung, findet mit ihnen zusammen ein Bild: das Bild vom Samenkorn, aus dem neues Leben spriesst, dessen Ueberreste aber in der Erde verdorren. So wird für ihn das Grab des Freundes ein Ort des Lebens, der Erinnerung, der Hoffnung. - In einem Anhang für Eltern wird der Bezug zur Bibel gegeben und sind gute Anregungen für Gespräche mit Kindern enthalten.

ABSCHIED VON RUNE

Wenche Øyen / Marit Kaldhol, Ellermann 1986

Trauriges Bilderbuch mit eindrücklichen, stimmungsvollen Aquarellen über den Tod eines vielleicht sechsjährigen Buben aus der Sicht seiner Freundin. Beeindruckend in Wort und Bild wird dargestellt, wie das Kind Freundschaft, Tod, Beerdigung, Trauer und schliesslich Trost durch liebevolle Zuwendung der Mutter erlebt.

MARIANNE DENKT AN IHRE GROSSMUTTER

Bettina Egger / Sita Jucker, bohem press 1986

Marianne erinnert sich zuerst an die Beerdigung, an der viele Leute teilgenommen haben. Das heisst für sie: so viele Menschen haben die Grossmutter geliebt. Von da her erinnert sich Marianne an all die gute Erlebnisse, die sie mit ihrer Grossmutter gehabt hat bis zum Ende, das nun durch all die lebendigen Erinnerungen doch nicht mehr so endgültig scheint. Speziell erwähnenswert sind die zarten und schönen Bilder von Sita Jucker, die einen grossen Teil dieses tröstlichen Buches ausmachen.

GROSSVATER UND ICH oder DIE TRAURIGE GESCHICHTE MIT DEM KAETZCHEN

Marlee und Benny Alex (Text) / Otto Wikkelsoe und Benny Alex (Fotos), Brunnen 1982

Diese Fotobilderbuch will dazu anregen, das Thema Tod ins Familienleben einzubeziehen. Es ist ein fröhliches Buch, das die Ferienerlebnisse von Maria auf dem Bauerhof ihrer Grosseltern erzählt. Diese reden mit Maria auch über den Tod, als ein junges Kätzchen stirbt. Im Zentrum ihrer Gespräche steht die Bibel. Bevor Maria das nächste Mal zu ihm in die Ferien fahren kann, stirbt der Grossvater. So stehen dann in den darauf folgenden Ferien Erinnerungen an den Grossvater und Gespräche mit der Grossmutter im Vordergrund. Diese findet selber Trost in ihrem Glauben und kann beides gut an ihre Enkelin weitergeben.

DIE UNSICHTBAREN FREUNDE

Elisabeth Kübler-Ross (Text) und Madlaina Rothmayr (Bilder), Beobachter JUNIOR 1985

Dieses Bilderbuch der bekannten Sterbeforscherin erzählt die Geschichte von Peter und Susanne, die beim Spielen im Sandkasten immer mit ihren unsichtbaren Freunden (= Schutzengeln) Gespräche führen. Eines Nachts gehen sie mit ihnen zusammen ohne ihre Körper auf Reisen und erleben eine andere Welt, ein Land des Friedens und der Liebe, wo es keine Tränen gibt und keinen Schmerz. Die Erinnerung an diese Reise hilft Susanne, als Peter wenig später krank wird und stirbt. Sie weiss, wo Peter hingegangen ist und auch, dass er sie nun zusammen mit ihren unsichtbaren Freunden durch ihr ganzes Leben begleiten und ihr zur Seite stehen wird.

GROSSVATER IST MEIN BESTER FREUND

Carolyn Nystrom, Brunnen 1988

Sonja verbringt viel Zeit mit ihrem Grossvater, mit dem sie lange und gute Gespräche führt: Alt werden und sterben - Erinnerungen und Erfahrungen - das sind etwa die Stichworte. An einem heissen Sommertag strengt sich der Grossvater zu sehr an und Sonja muss viel für ihn tun. Sie reagiert richtig, und der alte Mann überlebt Herzanfall. Die grosse Angst um sein Leben darf Erleichterung weichen, vor allem auch deshalb, weil er selber sich jederzeit getragen und umsorgt von Gott weiss und diese Sicherheit auch Sonja weitergibt. 4 eingeschobene Seiten informieren über das Aelterwerden und darüber, wie Kinder älteren Leuten helfen können.

ICH WILL ETWAS VOM TOD WISSEN

Antoinette Becker (Text) und Elisabeth Niggemeyer (Fotos), Ravensburger 1979

Umfangreiches Fotobilderbuch über Altern, Krankheit und Unfall, Sterben und Tod. In 28 Geschichten wird das Thema von vielen verschiedenen Seiten her beleuchtet. Mit dieser Fülle von Information und Anregung ist das Buch eine gute Hilfe für Eltern, die mit ihren Kindern über den Tod sprechen möchten. Hier findet jede/r einen Einstieg, der einigermassen der jeweiligen Situation entspricht. Nicht unbedingt ein Buch, das man Kindern allein in die Hand geben kann.

EINE HAND ZUM ANFASSEN

Renate Welsh, Verlag Jungbrunnen 1985

"Weisst Du, so seltsam das klingt, ich glaube fast, dass ihr Tod das Schönste in ihrem Leben seit langem war... Was übrig bleibt nach diesem Tag ist eine Art Getröstetsein." Das schreibt Nicola während eines Aufenthalts bei ihrer Grossmutter in einer Sterbeklinik an ihren Freund Felix. In dem "Briefroman" findet sie unter anderem heraus, dass Sterben ein Teil des Lebens ist. Sehr gut geeignet zum Vorlesen und darüber Sprechen, auch für jüngere Kinder.

MEIN FREUND, DER MALER

Lygia Bojunga-Nunes, Dressler 1986

Eines Tages ist Claudios Freund, der Maler, verschwunden. Warum machen die Erwachsenen so ein Geheimnis aus seinem Tod? Warum ist der Maler gestorben? Claudio steht allein da mit seinen Fragen, findet aber allmählich einen Weg, mit der Hilfe der Bilder seines Freundes sowie seiner eigenen Träume Antworten auf die vielen "Warum?" zu finden. Gut auch für jüngere Kinder geeignet.

ALTER JOHN

Peter Härtling, Beltz & Gelberg 1985

Eine Familie nimmt den eigenwilligen Grossvater zu sich und behält ihn auch da, als er immer schrulliger wird, schliesslich erkrankt und stirbt. So einfach tönt die Zusammenfassung diese spürigen, witzigen, feinen, kurz: meisterhaften Buches von Peter Härtling. Für jedes Alter zu empfehlen!

SERVUS OPA, SAGTE ICH LEISE

Elfie Donnelly, Dressler 1977. Deutscher Jugendbuchpreis 1978

Michi ist zehn. Er lebt in einem Wiener Vorort, zusammen mit seinen Eltern, seiner Schwester und seinem Opa. Michi mag den Opa sehr. Umso mehr verwirrt es ihn, als er erfährt, das der Opa schwer krank ist. Behutsam, sanft und gut verständlich wird hier mit dem Tabu einer Gesellschaft aufgeräumt, die ungern über Krankheit und Tod spricht - und schon gar nicht mit Kindern!

15

BIRGIT - EINE GESCHICHTE VOM STERBEN

Gudrun Mebs, Basis Verlag 1982

Birgit wird krank und muss ins Spital. Zuhause geht der Alltag ohne sie weiter. Hoffnung, Angst und Trauer verändern das Leben der Familie. Besonders ihre kleine Schwester erlebt das sehr intensiv, weil sie vieles nicht versteht. Sie ist es auch, die die ganze Geschichte bis hin zum Tag der Beerdigung in einer ihr gemässen, einfachen Art Sprache erzählt. Grosse Schrift, schon für Kinder im ersten Lesealter.

DIE SACHE MIT CHRISTOPH

Irina Korschunow, Benziger 1982

Nach der Schule waren sie immer mit ihren Velos das steile Strassenstück hinuntergerast. Dann geschah dort der Unfall. In den Tagen danach denkt Martin über seinen Freund Christoph nach. Hatte dieser recht, wenn er das Leben als sinnlos empfand in dieser Welt, die ihm brutal und gleichgültig erschien, durch nichts zu ändern? War es vielleicht doch kein Unfall, sondern ein unbewusst provozierter Selbstmord? Das Nachdenken über seinen toten Freund und über diese Welt ist für Martin ein schmerzhafter Prozess, der ihn jedoch ins Leben zurückführt. Ein äusserst lesenswertes Buch, auch für Erwachsene!

KINDER UND TOD

Elisabeth Kübler-Ross, Kreuz-Verlag 1984

Es gibt Tausende von Kindern, die den Tod kennen, weit über das hinaus, was Erwachsene wissen. Erwachsene hören den Kindern vielleicht zu, gehen aber achselzuckend darüber hinweg. Sie meinen vielleicht, dass Kinder den Tod nicht begreifen, und weisen ihre Gedanken von sich. Doch eines Tages werden sie sich dieser Lehren erinnern, möglicherweise erst Jahrzehnte später, wenn sie dem "grössten Feind" selbst ins Auge sehen. Dann werden sie erfahren, dass diese kleinen Kinder die weisesten Lehrer und sie die Neulinge und Schüler waren.

Elisabeth Kübler-Ross

ICH HABE NICHT UMSONST GEWEINT

Nina Hermann, Kreuz-Verlag 1977

Die Autorin kommt als frischgebackene Spitalseelsorgerin auf eine neurochirurgische Kinderstation. Sie begegnet schwerkranken Kindern und schmerzüberwältigten Eltern - genau das hatte sie nicht gewollt, darauf war sie nicht vorbereitet. Wie sie es dennoch schafft, an den Begegnungen zu wachsen und dabei viel Schönes erfährt, erhält und auch geben kann, schildert sie in diesem packenden und ergreifenden, weil wahren Bericht.

STATIONEN DER HOFFNUNG
SEELSORGE AN KREBSKRANKEN KINDERN

Rosemarie Fuchs, Kreuz Verlag 1984

Die Verfasserin hat als Seelsorgerin auf einer Kinder-Krebs-Station tagtäglichen Umgang mit Hoffnung, Schmerz, Trauer im Zusammenhang mit krebskranken und sterbenden Kindern. Sie betont auch, dass Heilung durchaus möglich ist - doch bleibt als stärkster Eindruck die Erinnerung an das Sterben von Kindern und Jugendlichen, mit denen sie ein wichtiges, das wichtigste (?) Stück Lebensweg gegangen ist.

VERWAISTE ELTERN

Harriet S.Schiff, Kreuz Verlag 1984

'Verwaiste Eltern' ist ein wunderbares Buch. Es wendet sich an alle, die den Tod eines Kindes erleben mussten. Es macht den Tod nicht zu etwas Schönem, tröstet nicht auf unrealistische Weise, aber es sagt die Wahrheit; und deshalb ist es ermutigend und hilfreich. Ich werde es vielen Eltern in die Hand drücken, die es ihrerseits weitergeben werden und dadurch erfahren, dass sie nicht allein sind und dass es möglich ist, das Leben wieder zu lernen.

Elisabeth Kübler-Ross

WENN KINDER TRAUERN

Tobias Brocher, rororo-Taschenbuch, Reihe 'mit Kindern leben' 1985

Was ist das, Tod? Wo sind die Toten, was machen sie jetzt? Spätestens mit sechs Jahren beschäftigen sich Kinder mit solchen Fragen. Ob es um den Tod eines Tieres,

16

eines geliebten Menschen, der eigene Tod oder der Tod eines Unbekannten sei - sie machen sich ihre eigenen Gedanken. Das Buch zeigt Eltern, wie sie ihnen dabei helfen und wie sie selber auch davon lernen können.

WENN MUETTER TRAUERN
ERINNERUNGEN AN DAS VERLORENE KIND

Ursula Goldmann-Posch, Kindler, 1988

Ein umfangreiches, umfassendes Buch, das spezifisch auf die Trauer der Mütter ein-, aber nicht nur trauernde Mütter angeht. Mit vielen Erlebnisberichten von Vätern und Müttern. Die Trauer der Väter bildet ebenso einen Teil dieses packenden Buches wie Ratschläge für Menschen im Umfeld von trauernden Eltern für den Umgang mit diesen. Ebenfalls wird über die Arbeit von Selbsthilfegruppen berichtet; im Anhang finden sich viele entsprechende Adressen aus Deutschland, Oesterreich und der Schweiz.

NUR EIN HAUCH VON LEBEN

Gottfried Lutz / Barbara Künzer-Riebel (Hrsg), Edition Kemper bei Ernst Kaufmann 1988

Eltern berichten vom Tod ihres Babys und von der Zeit ihrer Trauer. Fachleute, die Psychologin Verena Kast, der Krankenhausseelsorger Gottfried Lutz und der Mediziner Karl-Heinz Wehkamp, kommentieren aus ihrer Sicht. Ergänzt durch einen Bericht über die Regenbogeninitiative, mit Adressen aus Deutschland (inkl. je 1 aus der Schweiz und den Niederlanden).

MUSS ICH AUCH WANDERN IN FINSTERER SCHLUCHT
EINE MUTTER ERLEBT DAS STERBEN IHRES KINDES

Gertraud Lamla, Herder 1985

Max-Josef ist ein Fall unter vielen: 17 Jahre, Leukämie. Für seine Mutter ist es wichtig, den Menschen Max-Josef in Erinnerung zu behalten, um daraus Trost zu schöpfen für die Familie und die Freunde. Sie alle, die mit Max-Josef durch das dunkle Tal seines Leidens gegangen sind und mit ihm zusammen auch das Licht der Hoffnung und des Glaubens gesehen haben.

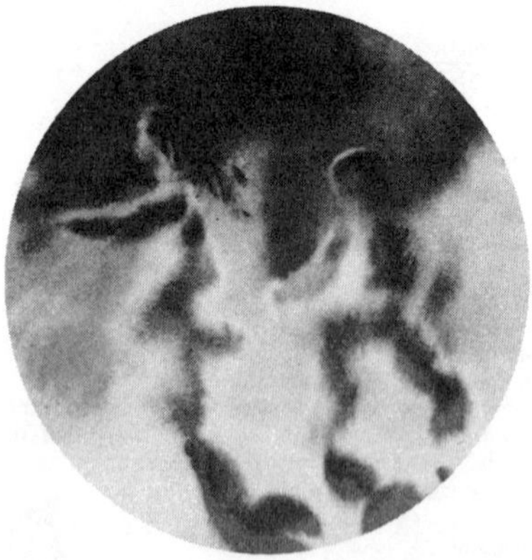

Bild von Wenche Øyen aus "Abschied von Rune"

(17)

BESCHÄFTIGUNG

KRANKSEIN UND SPIELEN

Susanne Stöcklin-Meier, Orell Füssli 1982

Dieses Buch der bewährten Spielbuchautorin umfasst das ganze Spektrum vom gesunden Kind bis hin zur Beschäftigung in kranken Tagen: Körpererlebnis, Gesundheitserziehung, Besuch beim Kinderarzt, Spitalspiele im Kindergarten, ein Tag im Kinderspital - dies sind einige Stichworte aus dem Inhaltsverzeichnis dieser umfassenden Hilfe für Eltern und Erzieher, die eine Unzahl von brauchbaren Anregungen zur Vorbereitung wie zur Beschäftigung bietet.

ANNABEL UND FABIAN SIND KRANK

Elisabeth Kolloch (Text) / Johanna Cüppers (Bilder) / Heinz J.Wichmann (Fotos), Schwann 1984

Ein Bilderbuch mit einer Rahmengeschichte, in die diverse Bastel- und Spielvorschläge eingebettet sind. Eine fiktive Gestalt erzählt Geschichten und begleitet die Kinder durch den Spitalaufenthalt. Geeignet als Ideenspender für Eltern oder als Spiel- und Bastelbuch für Schulkinder.

SPIEL UND SPASS AM KRANKENBETT

Hajo Bücken, Falken Verlag 1987

Spielvorschläge für alle Altersstufen zum Denken, Rätseln und Spielen allein, zu zweit, mit den Mitpatienten, den Besuchern, mit wenig Hilfsmitteln. Im Anhang Empfehlungen für interessante Spiele und Bücher, die man sich noch wünschen könnte.

KEINE ZEIT FUER LANGEWEILE
EIN TROSTBUCH FUER KRANKE KINDER

Ilse Kleberger / illustriert von Rolf und Margret Rettich, Schaffstein Verlag 1975

Eine gute Mischung von Geschichten - zum Vorlesen oder selber Lesen - und Spielvorschlägen, die manchmal in die Geschichten integriert sind. Das Thema Krankenhaus wird oft aufgegriffen und aus der Sicht des Kindes dargestellt. Ein Buch, das sicher viel Kurzweil bietet. Für Kinder von ca. 5 Jahren bis grösseres Schulalter.

NIE MEHR LANGWEILIG

versch.Autoren, deutscher Text: Ursula Bischoff, Delphin Verlag 1983

Ergiebige Fundgrube für tolle Beschäftigungen. Anleitungen zum Basteln, Anregungen zu verschiedenen Maltechniken, zum Musizieren, zum Dichten und Theaterspielen wie interessante Informationen über Tiere und Pflanzen sind zu finden, ebenso neue Spiele, Rätsel und Zauberkunststücke. Für etwas grössere Kinder.

SPIEL DICH GESUND

Gisela Allkempner / Roland Naul / Illustrationen Hannelore Suerbier, Coppenrath 1988

Kleines, dünnes Heftlein mit 15 interessanten Spielideen, die mit wenig oder keinem Material zu verwirklichen sind. Günstiges Mitbringsel für kranke Kinder.

VERSE, SPRUECHE UND REIME FUER KINDER
SPIELEN UND SPRECHEN
FALTEN UND SPIELEN
NATURSPIELZEUG

Susanne Stöcklin-Meier, Orell Füssli, 1974, 1975, 1977, 1979

Diese Bücher sind alle unerschöpfliche Quellen von Beschäftigungs- und Spielideen für gesunde und kranke Kinder.

DIE 25 SCHOENSTEN SPIELE MIT TUECHERN

Susanne Stöcklin-Meier, Wir Eltern Spezial Nr.1, 1986

Tücher sind ein wundervolles Spielmaterial und verleiten jedes Kind zu phantasievollen Spielen. Die Spielvorschläge in dieser Broschüre sind mit klaren Zeichnungen und Anleitungen versehen und animieren Gross und Klein zum Mitspielen. Eigentlich für gesunde Kinder gedacht, einige Vorschläge eignen sich aber besonders gut auch für bettlägerige Kinder. (Unter Fr. 10.-)

18

SPIEL UND SPASS

Ravensburger 'Spiel und Spass'-Hefte (Serie), Ravensburger

Die bei Kindern äusserst beliebten Hefte sind sehr attraktiv und instruktiv gestaltet und bieten Kurzweil für Stunden. Sie sind mit Altersangaben versehen - wobei auch Hefte für Kleinere Schulkinder noch durchaus zu begeistern vermögen. Ca. Fr. 7.50

HURRA, ES REGNET

Peter Spier, Brunnen Verlag 1982

Wunderschönes Buch ohne Text das in vielen, vielen, ganz feinen, detailreichen Zeichnungen zeigt, was zwei Kinder an einem Regentag alles anfangen. Kinder, auch schwerkranke, können dieses Buch stundenlang anschauen, immer wieder Neues entdecken und im Geist mitmachen.

ICH SEHE WAS

Ebbe Schiøler (Text) und Susanne Hartmann (Illustrationen), Carlsen 1984

Ein Buch mit Bildern zum Anschauen, Suchen, Fragen, Erzählen. Zu jedem Bild sind für den Erwachsenen Vorschläge für Fragen und Gesprächsführung mit dem Kind dabei. Ein Büchlein, das Kinder für längere Zeit und immer wieder fesseln kann; für Drei- bis Siebenjährige, ca Fr. 7.-.

"ERZAEHL MIR, WAS DU SIEHST

Jutta Mirtschin / Gerhard Rappus / Brigitte Schleusing, Dausien Verlag 1984

Dieser Bildband enthält drei reine Bildergeschichten von drei verschiedenen Illustratoren, die das Kind mit ruhigen, aussagekräftigen Bildern zum Schauen und Erzählen anregen wollen. Jede Geschichte spielt an einem Ort mit von Bild zu Bild veränderten Personen, Tieren oder Jahreszeiten. Ca. 3 - 7 Jahre.

HIER BIN ICH ZU HAUSE

Ursel Scheffler (Text) / Irmgard Eberhard (Bilder), Ravensburger 1983

Klar gemaltes Bilderbuch mit viel Text. Das kleinere Kind findet viel zum Schauen und Entdecken auf den doppelseitigen Bildtafeln. Für das grössere Kind sind viele Details herausgegriffen, gross gezeichnet und gut erklärt. Ein Buch, das sicher immer wieder hervorgeholt wird. Ca. 3 - 10 Jahre.

KINDERSPITAL SONNENBERG

Jacqueline Blass, Ex Libris 1989

Grosses Buch mit starken Seiten, die einige Abteilungen eines Kinderspitals zeigen. Mit mitgelieferten Kartonteilen, die ausgeschnitten und aufgeklebt werden müssen, wird es möglich, Türen zu öffnen, Betten zu verschieben, und vor allem mit Figuren zu agieren, die auswechselbare Kleider, Verbände, Gipse, Spielsachen etc haben. Etwas knifflig, daher nur für grössere Kinder als Beschäftigung während oder als Verarbeitungshilfe nach einem Spitalaufenthalt.

IM SEIFENBLASENLAND

Juliane Emmerich / Verena Pavoni, Pro Juventute Verlag 1987

Feine, ausdrucksstarke Bilder von der Phantasiereise eines Mädchens in einer Seifenblase. Enthält ein gutes Rezept zum selber Herstellen von Seifenblasen, um damit die eigene Phantasie auf Reisen zu schicken.

ANREGUNGEN ZUR BESCHÄFTIGUNG KRANKER KINDER

Broschüre des Vereins Kind und Krankenhaus, 1979, Fr.2.50

Entstand aus der Erfahrung dreier Spitalkindergärtnerinnen. Enthält Vorschläge für einfache Bastelarbeiten, Hilfsmittel, Beschäftigungsspiele, Geschenke. Für Eltern.

BASTELHEFT

Broschüre des Vereins Kind und Krankenhaus, 1986, Fr.2.50

Leicht verständliche und reich bebilderte Anleitung zur Herstellung von Finger- und Handpuppen, Arzt- und Schwesterntrachten und ähnlichem. Die Autorin, Christine Schweizer, ist Handarbeitslehrerin und hat sämtliche "Modelle" mehrfach erprobt.

(19)

UNTER ANDEREM...

DIE FOLGENDEN BUECHER BEHANDELN ANDERE THEMEN, ENTHALTEN ABER EINEN ODER MEHRERE ABSCHNITTE ZU THEMEN WIE KRANKHEIT, ARZT, SPITAL, TOD ETC.

ANNETTE IST KINDERAERZTIN

Nick Butterworth, Siebert Verlag 1986

Das kleinformatige Kartonbüchlein für jüngere Kinder zeigt auf jeweils zwei sich gegenüberliegenden Seiten sechs verschiedene Berufe und eine tyische Tätigkeit im Bild und stellt dazu immer die Frage nach dem Was, Wie oder Warum. Es gibt die Zeitungsausträgerin, den Postboten, die Kinderärztin, den Fensterputzer, den Mechaniker und den Müllmann.
In der gleichen Reihe gibt es noch drei andere, gleich gestaltete Berufsbüchlein.

KINDERWELT

Marie-Luise Lemke-Pricken / Stefan Lemke, Ravensburger 1983

Von A wie Abfall bis Z wie Zuschauerraum ist in diesem Buch mit feinen, detailreichen, gross- bis kleinstformatigen Bildern und Zeichnungen beinahe alles erklärt, was Kinder in ihrer Umwelt interessieren könnte. Neben Stichworten wie Bahnhof, Gurke, Kiosk, Mülldeponie, Sonnenstrahlen, Zeitung finden sich auch welche wie Arzt, Blaulicht, Hören, Krank sein, Netzhaut, Tetanusspritze, Zahnklammer. Das Lexikon für Kinder!

EIN TAG IN UNSERER STADT

Ursel Scheffler (Texz) / Sabine Damke (Bilder), Ravensburger 1986

In acht doppelseitigen Bildern ist eine Menge Information verpackt, die jeweils auf der nächsten Doppelseite vertieft wird durch erklärenden Text und Detailzeichnungen. Zu Themen wie Polizei, Unfallstation, Feuerwehr, Post, Abfallbeseitigung etc gibt es ungeheuer viel zu entdecken.

WAS MACHT HERR BENEDIKT UM ACHT?

Friedrich Kohlsaat, Ellermann 1978

Einige interessante Berufe (Verkäuferin, Chemiker, Kranführer, Zahnärztin, Wirt etc) werden anhand von grossen Bildern (auf denen es einiges zu sehen gibt), ausführlichen Texten und exakten Detailzeichnungen vorgestellt.

WO MENSCHEN ARBEITEN

Ingeborg Tschinkel (Idee) / Thomas Rothfusz (Bilder), Jugend und Volk 1977

Günstiges, dünnes Büchlein, das auf doppelseitigen Bildern ohne Text uglaublich viel Information enthält über den Bauernhof, das Kaufhaus, die Strasse, das Krankenhaus, die Baustelle, den Bahnhof, das Bergwerk, die Fabrik die Bäckerei, den Haushalt.

...IMMER AUF DIE KLEINEN!

Nina Harel, Text (Uebersetzung: Josef Guggenmoos) / Ora Eytan, Zeichnungen, Arena Verlag 1982

Ein Mutmachbuch für kleine Leute. Anhand von 21 Situationen, die jedes Kind kennt und die Angst machen können, wird mit kindgerechtem Text und mit skizzenartigen Zeichnungen gezeigt, dass man mit ein bisschen Mut und Selbstüberwindung mit jeder Lebenslage fertig werden kann.

KLEIDER MACHEN LEUTE

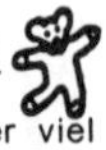

Sophie Brandes, Ellermann 1983

In Text und Bildern ist hier viel Interessantes über Kleider zu erfahren: Das Entstehen verschiedener Materialien ist ebenso ein Thema wie die Geschichte der Bekleidung. Verschiedene Bekleidungen und "Uniformen" (u.a. die der Krankenschwester) werden von ihrer Zweckmässigkeit her angeschaut. Das Buch endet mit lustigen Verkleidungsvorschlägen und enthält ausserdem einen farbigen Ausschneidebogen mit einer Anziehpuppe.

WIR VERSUCHEN ES IN DER STADT

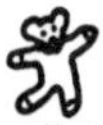

Naomi Lewis (Text) / Tony Ross (Bilder), Sauerländer 1982

Hase und Dachs müssen von ihrer Wiese fliehen, weil ein Flugzeug Unkrautvernichter darüber versprüht. Vorbei an vielen anderen Tieren, die alle auf eine andere Art unter der allgemeinen Umweltvergiftung leiden, finden sie den Weg in die Stadt. Unter der Menschenstadt existiert eine Stadt der Tiere, die diese nach dem Vorbild der Menschen errichtet haben. Alles ist da, bis hin zum Spital und vielen Fabriken. Im Gegensatz zu den Menschen erkennen die Tiere aber, dass dieses Leben für sie nicht gut ist und ziehen daraus die Konsequenzen.

GESCHICHTEN VOM SCHNUEFF (Band 1)

SCHNUEFF, HERR KNOPF UND ANDERE FREUNDE (Band 2)

SCHNUEFF, MARIA, 10 PAAR BRATWUERSTE... (Band 3)

Beat Brechbühl, Benziger 1979, 1982, 1982

Diese drei herrlichen Bücher erzählen die Erlebnisse von Bernhard, der sich selber Schnüff nennt u. die Kindheit eines phantasievollen Lausbuben auf dem Lande erlebt. Dabei macht er sich über mancherlei seine Gedanken - etwa über den Holunderbrei, Schulreisen, Liebe, aber auch Krankheit und Tod. Vor allem im zweiten und dritten Band kommen diese Themen in einer für Kinder leicht verständlichen Art zur Sprache. "Leider" reift Schnüff an all seinen Erlebnissen soweit, dass er zum Schluss wieder Bernhard heisst... Ideal zum Vorlesen für jedes Alter.

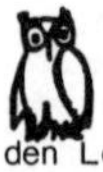

HALLO MISTER GOTT HIER SPRICHT ANNA

Fynn, Scherz Verlag 1974

Anna ist vier, als der neunzehnjährige Fynn sie völlig verwahrlost in den Londoner Docks aufliest. Drei Jahre hängen die beiden zusammen wie Kletten und Anna erklärt Fynn, was das wirklich ist: Gott und die Welt, Menschen und Liebe, Lachen, Angst, Freude und Trauer... Sogar was relativ ist, kann sie kürzer erklären als Einstein. In diesen drei Jahren erforschen und erfahren die beiden mehr als viele Menschen in einem ganzen Leben. Dank Anna. Denn diese "Geschenk auf zwei Beinen" nimmt nichts hin, bloss weil es so ist, wie es ist. Anna entlarvt vieles, was die grossen Leute so reden, als Gewäsch. Anna hat den Röntgenblick für falsche Gefühle. Sie bohrt ihren Zeigefinger auf jeden Grund, sie ist ein einziges Fragezeichen. Und: Anna liebt - einfach alles! Und alle lieben Anna. Als sie beim Spiel von einem Baum stürzt, sagt sie als Letztes zu Fynn: "Wetten, dass mich Mister Gott dafür in sein Himmel reinlässt?" Fynn braucht nicht zu wetten, er weiss, dass Anna, wie immer, recht hat.

Anna hat wirklich gelebt, und Fynn (unter anderem Namen ein irischer Mathematiker) hat Annas Geschichte so wirklich erzählt, wie Anna wusste, was Wirklichkeit ist.

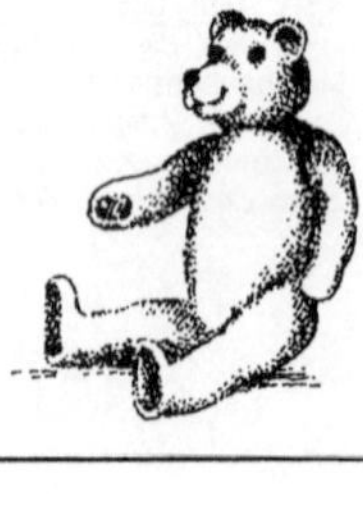

(21)

BESTELLSCHEIN

BITTE SCHICKEN SIE MIR FOLGENDE ARTIKEL:

Anzahl		Betrag
	Faltblatt "Es könnte sein, dass auch Ihr Kind einmal unerwartet ins Spital muss...". Ratgeber für Eltern über sinnvolles Verhalten vor, während und nach einem Spitalaufenthalt. Fr. -.20......................	
	Malblatt "Wie ich ins Spital kam". 4 Seiten im Comics-Stil zum Ausmalen, für Kinder. Fr. -.20..	
	Susanne Stöcklin-Meier: **Kranksein und Spielen.** Fr. 26.50..................	
	Anregungen zur Beschäftigung kranker Kinder. Fr. 2.50.....................	
	Bastelheft. Fr. 2.50..	
	Malbüchlein 'Peter im Kinderspital.' Fr. 4.-. Bitte angeben ob deutsch, franz., türkisch, jugoslawisch od. spanisch..	
	Prof.A.H.Murken: **Kind, Krankheit und Krankenhaus im Kinder- und Jugendbuch seit 1800.** Fr. 5.-...	
	Platt-Report. Fr. 2.50..	
	Bestandesaufnahme. Fr. 2.50...	
	Kind und Krankenhaus aus der Sicht des Spitalarztes. Fr. 2.50..........	
	Die speziellen Probleme behinderter Kinder im Spital. Fr. 2.50.........	
	Hintermeister/Zimmermann: **Kinder-Spital / Kinderklinik.** Fr. 19.80....	
	Puzzle **"Im Spital".** Fr. 9.80..	
	Tonbandkassette **"D'Schwöschter Fee wachet i der Nacht".** Fr. 14.-	
	Arztkoffer Fisher Price. Fr. 49.-...	
	Total	

◯ Den entsprechenden Betrag lege ich in Briefmarken bei

◯ Ich möchte eine Rechnung mit Einzahlungsschein

(Bestellung senden an: Schweiz. Verein Kind und Krankenhaus, Geschäftsstelle, 3208 Gurbrü)

Meine Adresse: NAME, VORNAME..

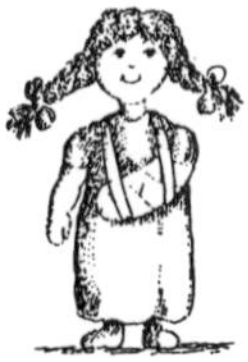

STRASSE ....

PLZ, ORT..

22

Diese Veröffentlichung ist ein gemeinsames Projekt des Verlages der Stiftung Pro Juventute und der «Vereinigung für Kindheitsforschung». Die beiden gemeinnützigen Organisationen sind auf Ihre finanzielle Hilfe angewiesen.

Pro Juventute engagiert sich für kinder-, jugend- und familiengerechte Lebensbedingungen. Sie führt Aktionen zur Förderung der Gesundheit und des Spiels, zur sinnvollen Ferien- und Freizeitgestaltung und zur Schulung der Eltern durch. Die Pro Juventute-Elternbriefe gelangen in der ganzen Schweiz zur Verteilung. Pro Juventute setzt sich für die Verbreitung der Mütter- und Erziehungs-Beratung und der Elternbildung ein und bietet Angehörigen lehrender und helfender Berufe ein vielseitiges Kursprogramm an.
Mit Ihrer Spende können Sie auch die Auflage verbinden, Ihre Mittel für eine bestimmte Pro Juventute-Leistung einzusetzen oder einem der 191 Pro Juventute-Bezirke zukommen zu lassen.

Pro Juventute,
Zentralsekretariat, Postfach,
8022 Zürich,
Tel. 01/251 72 44
Postcheck-Konto: 80-5369-3

Die «Vereinigung für Kindheitsforschung» bezweckt gemäss ihren Statuten die Erarbeitung und Verbreitung von zeitgemässen Erkenntnissen über Entwicklung und Entwicklungsstörungen, seelische Gesundheit und seelische Erkrankungen von Kindern und Jugendlichen im Sinne eines ganzheitlichen, humanistisch orientierten und interdisziplinären Verständnisses. Sie unterstützt Bestrebungen zum Verständnis der Zusammenhänge zwischen verschiedenen Bereichen der kindlichen Persönlichkeit und deren Wechselwirkungen mit familiären, kulturellen und sozialen Entwicklungsbedingungen.

Konto Vereinigung für Kindheitsforschung:
Schweizerischer Bankverein,
Zürich-Hottingen, R.3-567.732.0

Auskunft und Postadresse:
Prof. H. S. Herzka, Postfach 103,
8028 Zürich